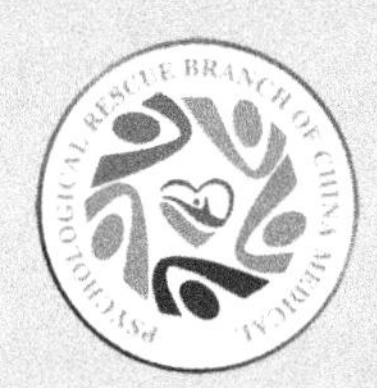

中国医学救援协会心理救援分会
健康教育与心理疏导系列丛书

消化内镜诊疗
健康教育与心理疏导

主　审◎刘德良
主　编◎乐梅先　梁飚绵　谭　丹

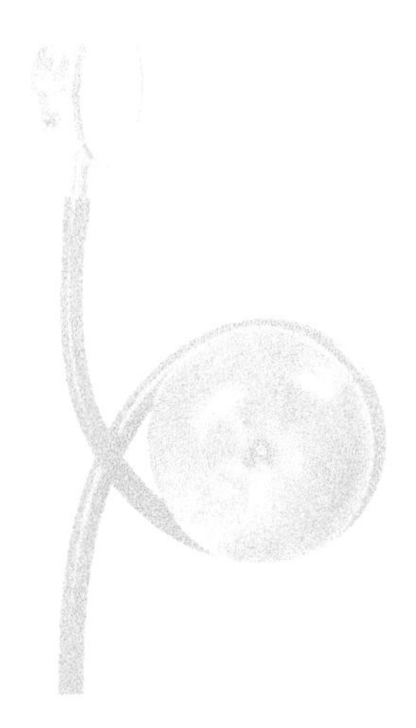

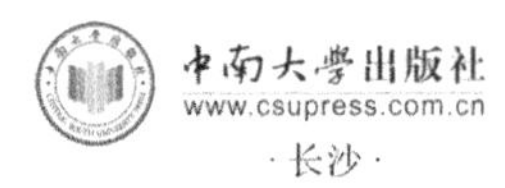

《消化内镜诊疗健康教育与心理疏导》

编写人员

主　　审　刘德良

主　　编　乐梅先　梁飚绵　谭　丹

副 主 编　戚小云　颜春英　季静芬　邓来英　郭　勇

编　　委　(以姓氏笔画为序)

马彩莉　文　叶　邓来英　付菊芳　乐梅先

刘　丹　刘巧梅　刘　涛　杨泽宇　陈亚平

罗　纯　季静芬　周雨迁　周静恬　钟　清

徐露璐　郭　勇　郭晓柠　黄晓毅　曹端贵

戚小云　梁春明　梁飚绵　谭　丹　谭玉勇

颜春英

彩图设计　梁春明

前言

消化系统疾病是临床上的常见与多发病。近年来，消化内镜诊疗技术得到了快速发展，消化内镜已成为消化道疾病的常见诊疗手段。

随着经济生活水平的提高，我国人民的保健意识越来越强，接受胃肠镜体检的民众日益增多。国内关于消化内镜诊疗的科普类书籍较少，目前正需要更多关于消化内镜诊疗方面的科普书以方便大众了解相关知识。为此，我们编写了《消化内镜诊疗健康教育与心理疏导》。

参编人员均为长期从事消化科及消化内镜临床一线工作的医疗护理工作者，他们既有深厚的理论知识，又有丰富的临床经验。

本书共分三篇，列举了200多个大家关心的消化内镜常见问题并予以解答。第一篇主要介绍消化系统及消化内镜的一些基础知识；第二篇主要是针对消化内镜诊疗知识的健康宣教；第三篇主要是针对大家在进行消化内镜诊疗前后出现的一些心理问题进行疏导。本书涉及的内容均是大众在进行消化内镜诊疗时所关注的热点问题，图文并茂，浅显易懂，具有较强的实用性。

尽管我们在编写此书时查阅了大量的文献和指南，但是由于编者水平有限，缺陷和错误在所难免，敬请大家批评指正。

在此书即将出版之际，我对参与此书编写的老师们表示衷心的感谢，并向对消化内镜诊疗感兴趣的朋友们大力推荐此书。

乐梅先

2024年3月

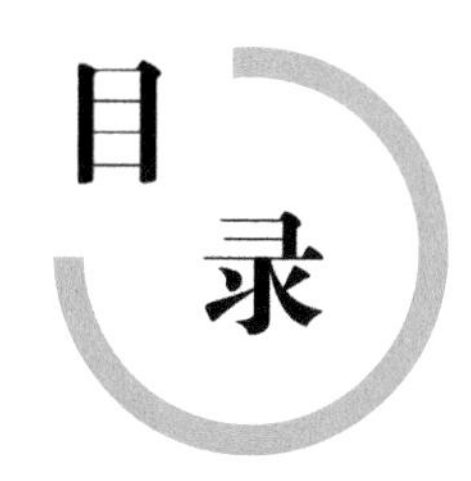

01 基础知识篇

02 健康教育篇

03 心理疏导篇

01

基础知识篇

1 消化系统简要介绍

人体消化系统主要是由消化管和消化腺两大部分组成。

消化管包括口腔、咽、食管、胃、十二指肠、空肠、回肠和盲肠、结肠、直肠、肛管。消化腺包括肝、胰、口腔腺、胃肠小腺体。

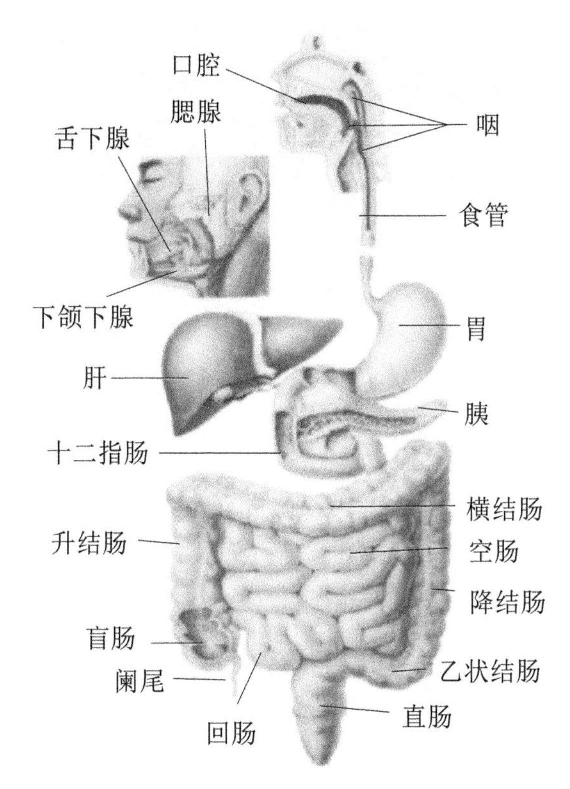

2 消化系统的主要生理功能是什么？

消化系统的生理功能主要是摄取和消化食物、吸收营养成分，供应机体新陈代谢所需的物质和能量，排泄废物；并有内分泌和免疫作用。

3 消化内镜有哪些检查项目？

消化内镜主要有胃镜、十二指肠镜、小肠镜、结肠镜、食管镜、超声内镜、胶囊内镜、胆道镜等检查项目。

4 什么是电子胃镜检查？

电子胃镜检查是诊断食管、胃以及十二指肠疾病最常见、最可靠的手段，也是消化内镜常用的检查方法。胃镜是一根长约 1 米，直径约 0.8 厘米的黑色塑胶包裹导光纤维的细长管子，前端带有摄像头。由受检者嘴中伸入食道、胃、十二指肠，可以观察食管、胃、十二指肠球部和降段的黏膜，并同步投射到体外的显示器上，可以确定病变的部位及范围，并钳取活体组织黏膜做病理学检查来确定病变性质，协助诊断上消化道炎症、溃疡、肿瘤、息肉、憩室、狭窄、畸形或异物等疾病。

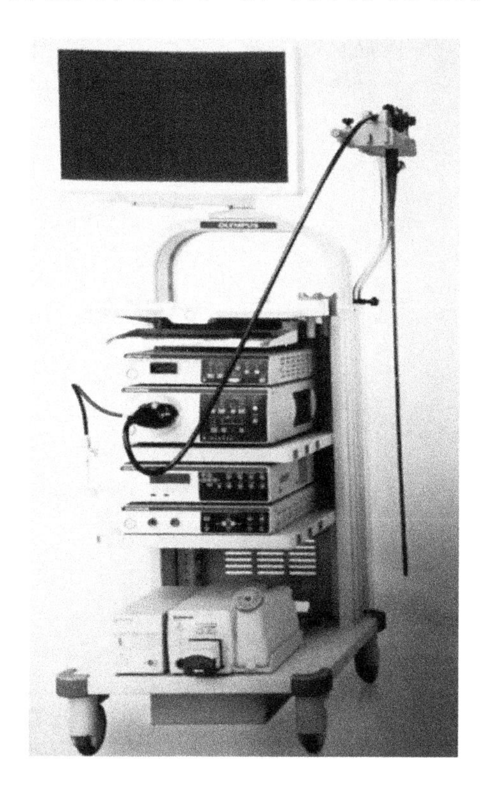

5 胃镜检查分几种?

胃镜检查分为普通胃镜和无痛(舒适)胃镜，普通胃镜检查时受检者需服用达克罗宁胶(局部麻醉药)，无痛胃镜则需要借助静脉麻醉药，在受检者睡眠状态下完成，没有任何痛苦和感觉。

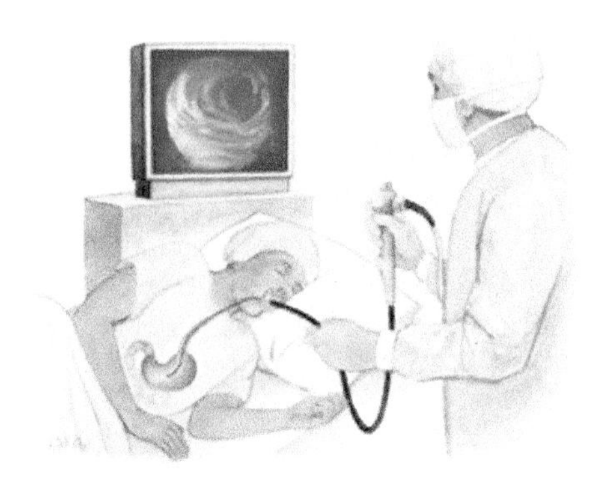

6 胃镜可以检查消化道的哪些部位?

胃镜可以检查食管、贲门、胃体、胃底、胃角、胃窦、幽门、十二指肠球部、十二指肠降部，也可观察部分咽喉部，深插胃镜可看到十二指肠水平段、升段，甚至极小部分空肠。

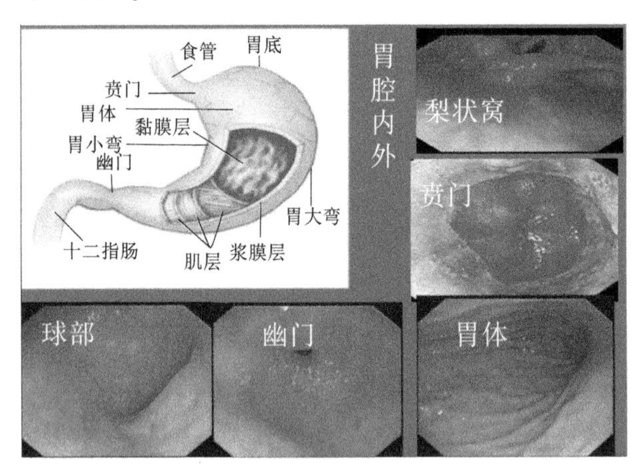

7 电子结肠镜主要诊断什么疾病?

结肠镜构造类似于电子胃镜，长约 1.3 米，直径约 1.0 厘米，是可弯曲的塑胶管道。结肠镜检查是将结肠镜从受检者肛门插入肠道后，全面观察肠壁黏膜、血管及褶皱的情况，并可取组织做活检，进行病理分析。主要用于诊断结、直肠炎症，良、恶性肿瘤，息肉，憩室等疾病。结肠镜检查是结肠疾病诊断和治疗中最常见、有效且可靠的方法。

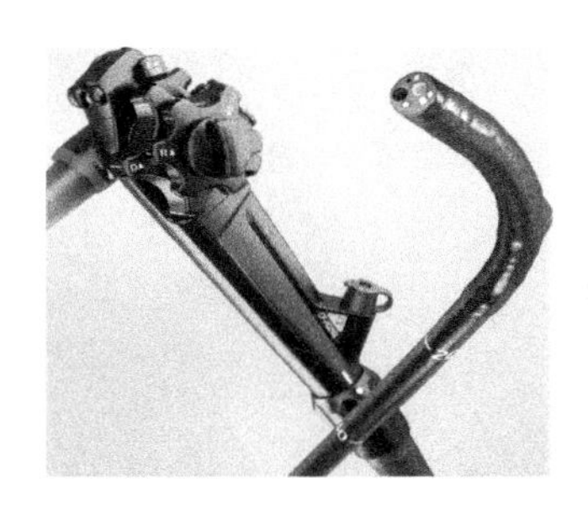

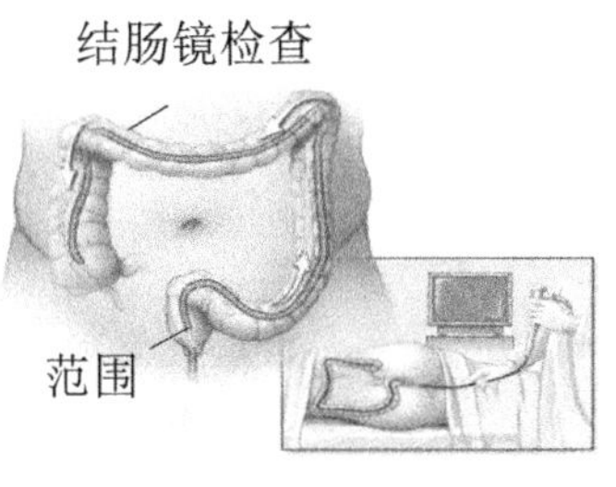

8 电子结肠镜检查也可以无痛吗?

电子结肠镜分为普通结肠镜和无痛结肠镜，普通结肠镜检查是受检者在清醒的状态下接受检查；无痛结肠镜检查则需要借助静脉麻醉药，在受检者睡眠状态下完成，受检查没有任何痛苦和感觉。

9 电子结肠镜可以检查消化道的哪些部位？

电子结肠镜可以检查消化道肛管周围、直肠、结肠（升结肠、横结肠、降结肠、乙状结肠）、盲肠、阑尾、回肠末端等部位。结肠镜检查俗称大肠镜检查。

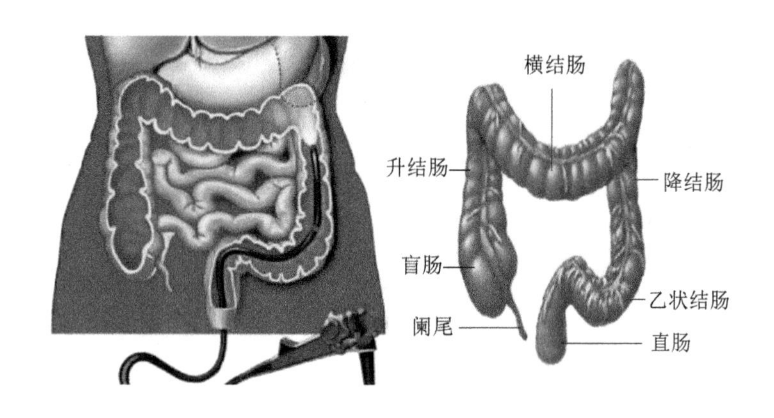

10 什么是病理活检？

活体组织检查俗称“活检”，就是应诊断、治疗的需要，从患者体内以切取、钳取或穿刺等方法取出可疑病变的组织黏膜，进行组织学检查和诊断。病理活检是目前诊断疾病最为常用的方法。

11 做病理活检的意义是什么？

第一，用于明确疾病的性质，判断是肿瘤或非肿瘤，为临床疾病的治疗提供必需的依据。

第二，明确疾病的播散范围，比如肿瘤的分期，用于指导临床的治疗和估计预后。

第三，在疾病的治疗过程中定期活检，可连续了解病变的发展情况和判断疗效。

第四，还可采用其他的研究方法，对疾病进行更深入的研究。

12 什么情况下需要做小肠镜？

有以下情况或怀疑下列疾病的患者需要做小肠镜：

(1) 可疑小肠病变出血；

(2) 不明原因的消化道出血；

(3) 常规胃镜和结肠镜无法明确部位和病因者；

(4) 小肠狭窄；

(5) 无法使用胶囊内镜等其他检查方法；

(6) 长期腹痛，腹痛反复发作，疑似克罗恩病；

(7) 不明原因腹泻；

(8)疑似小肠肿瘤；

(9)不明原因的小肠梗阻；

(10)已确诊的小肠病变(如克罗恩病、息肉、血管畸形)等治疗后复查。

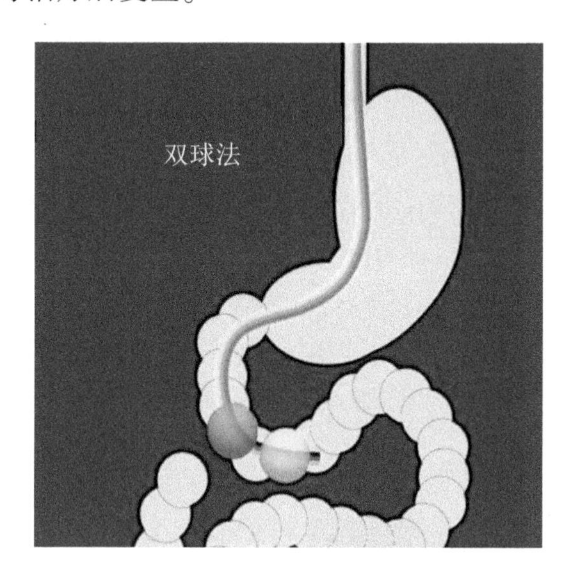

13 什么是放大内镜检查?

放大内镜(magnifying endoscopy, ME)是通过在普通电子内镜基础上增加变焦镜头，使黏膜组织细胞光学放大80~500倍不等的消化内镜检查方法。高清放大胃镜对可疑病变放大多倍后观察病变微血管和腺管情况，有利于发现一些早期微小的病变。能明确病变浸润范围及提高活检准确性，在消化道疾病尤其是早期肿瘤诊断方面有独特优势。

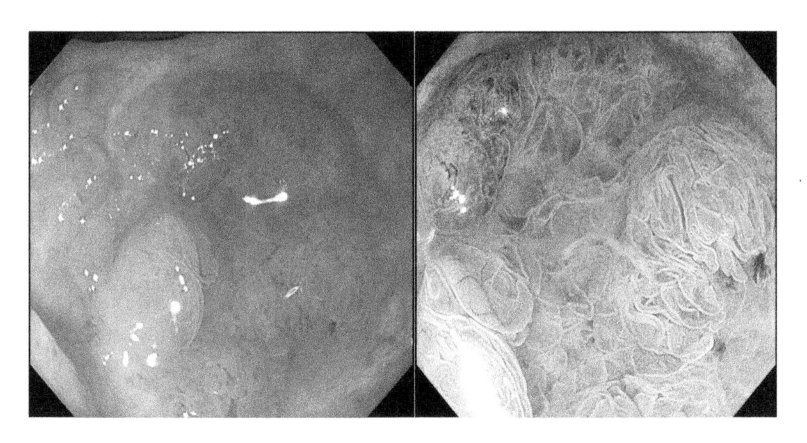

消化道病变黏膜放大

14 什么是内镜精查？

早期消化道肿瘤的内镜精查，以普通白光内镜检查为基础，可全面清晰地观察整个消化道黏膜，发现局部黏膜颜色、表面结构改变等早期胃癌的黏膜特点，针对可疑病灶，运用色素内镜、电子染色内镜、放大内镜、共聚焦内镜等特殊内镜检查技术，强化可疑病变的腺管开口和微血管形态表现。这不但可提高早期消化道肿瘤的检出率，而且还能提供病变深度、范围、组织病理学等信息。

15 胃镜检查前为什么要服用祛泡、祛黏液的药物?

二甲硅油/西甲硅油是祛泡剂，链霉蛋白酶颗粒是祛黏液剂。在胃内去除泡沫和黏膜表面的黏液，有助于提高胃内微小病变的发现率，提高早期肿瘤检出率，减少漏诊率。

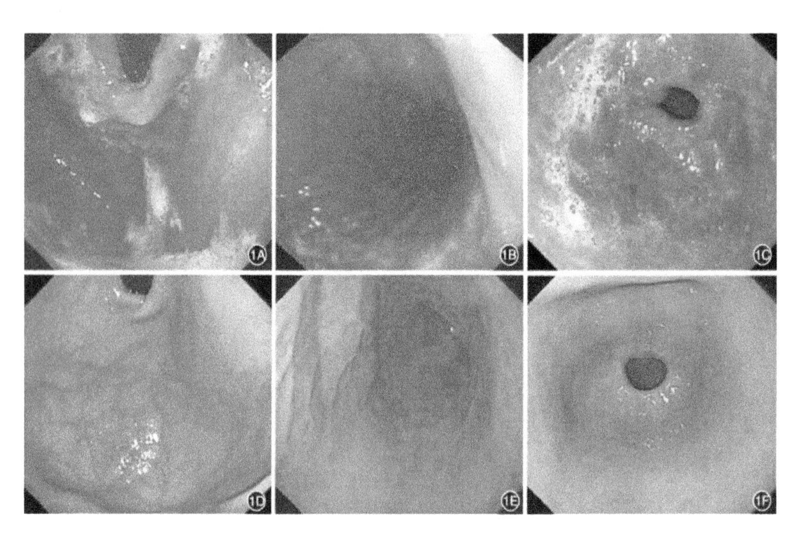

服用祛泡、祛黏液剂后的胃黏膜对比

16 高度怀疑小肠病变可以选择哪些检查方法?

消化道疾病排除胃和大肠问题后，高度怀疑小肠病变时可以选择双气囊小肠镜、CT 小肠造影、钡餐及胶囊内镜等方法进行诊断。但是应根据医生的指导来进行选择。

17 胶囊内镜检查小肠病变的适应证有哪些?

胶囊内镜适应证包括:

(1)原因不明的消化道出血，尤其是经上、下消化道内镜检查无阳性发现者;

(2)其他检查提示的小肠影像学异常者;

(3)各种炎症性肠病，但不含肠梗阻及肠狭窄者;

(4)怀疑为小肠器质性病变导致的腹痛、腹泻、消瘦;

(5)肠结核、小肠肿瘤;

(6)不明原因的缺铁性贫血;

(7)多发性息肉、克罗恩病的复查。

18 无痛胃肠镜和普通胃肠镜谁能看得更清楚?

普通胃肠镜检查对大多数人来说是一次痛苦的体验和感受，受检者大多有紧张、恐惧感，产生生理和心理的不适感，在检查过程中由于反应强烈、剧烈地呕吐或者不能很好地配合医生，可能影响医生的操作，不能有效、全面地观察消化道管腔；无痛胃肠镜检查采用静脉麻醉，使受检者在短暂的睡眠状态下安全地接受检查，没有任何痛苦，医生能够在没有过多外界因素干扰的情况下观察消化道黏膜，可以有效减少漏诊。

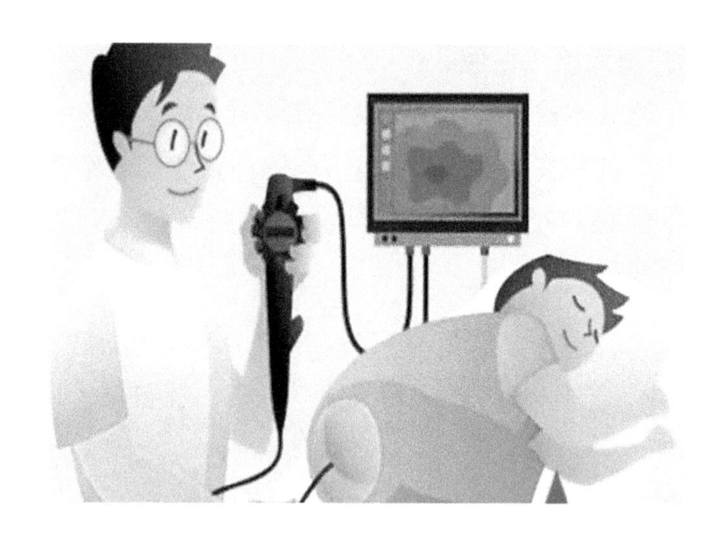

19 什么是超声内镜检查?

超声内镜检查是将内镜和超声相结合的消化道检查技术，其将微型的高频超声探头安置在内镜的顶端。当内镜插入体腔之后，医生在运用白光内镜直接观察消化道黏膜病变的同时，可以利用内镜下的超声进行实时扫描，获得胃肠道的层次结构的组织学特征，以及周围邻近淋巴结的情况。

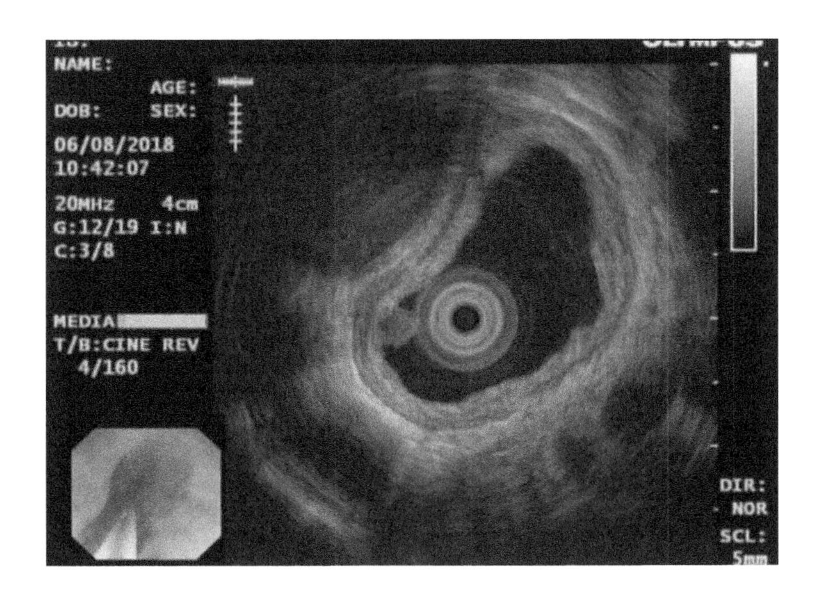

20 超声内镜和普通内镜的主要区别是什么？

普通的胃镜和肠镜只能看到消化道最表面的一层，也就是黏膜层，可以诊断出绝大多数常见的胃肠道疾病，如胃炎、胃溃疡、胃肠肿瘤等，但有时候胃镜观察到胃或食管有一个黏膜隆起，表面黏膜是正常的，从内镜下无法判断包块的性质、大小、浸润深度等，而借助超声内镜检查则可以判断这些指标，即超声内镜通过前段超声扫描能判断包块的性质及发病部位等。

21 超声内镜检查的目的和适应证有哪些？

(1)确定消化道黏膜下肿瘤的起源与性质；

(2)判断消化系统肿瘤的侵犯深度及外科手术切除的可能性；

(3)胰胆系统肿瘤；

(4)慢性胰腺炎；

(5)十二指肠壶腹部肿瘤的鉴别诊断；

(6)判断食管静脉曲张程度与栓塞治疗的效果；

(7)胆总管狭窄。

22 超声内镜可以代替普通胃镜吗?

普通胃镜也就是我们所说的白光内镜，它主要是对消化道管腔黏膜的普查，用于发现可疑病变；而超声内镜是针对普通内镜发现的可疑病变进行局部精准的扫描，判断病变的性质、范围、浸润深度等。因此，超声内镜是代替不了普通内镜的。

23 什么是碳 13 尿素呼气试验?

碳 13 尿素呼气试验是公认的检查幽门螺杆菌的“金标准”。检查者必须空腹至少 2 小时以上，只要服用特定药物，向特定的呼吸检测收集卡吹气，就能检测出胃幽门螺杆菌的感染数量，如果结果显示为阳性就说明有幽门螺杆菌感染的存在。碳 13 尿素呼气试验是最新、快速、无痛苦而且无辐射的幽门螺杆菌检测技术，不需要做胃镜，只需轻松呼气，通过测定呼气成分立即能检测出是否有幽门螺杆菌感染，结果准确度高达 97%。

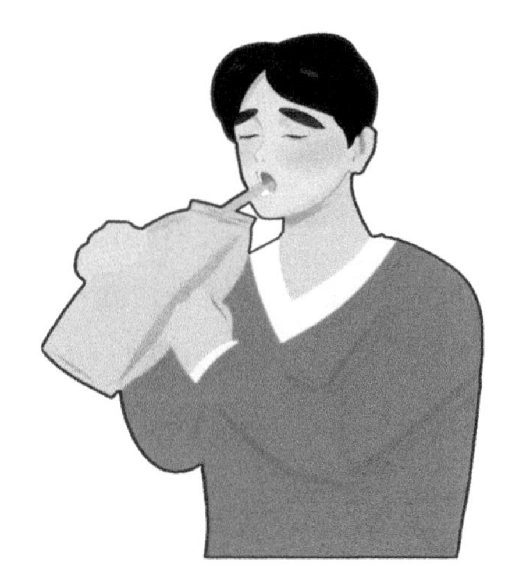

碳 13 尿素呼气试验

24 幽门螺杆菌检测有哪些方法?

幽门螺杆菌的检测方法很多，有侵入性检查，也有非侵入性检查。侵入性检查存在一定的创伤和痛苦，是由医生在做胃镜的时候采集胃黏膜标本进行的，如快速尿素酶试验(内镜下夹取胃黏膜)、活检组织切片、细菌培养等；非侵入性检查不需要进行胃镜检查，包括尿素呼气试验、血清免疫学检查、粪便抗原检测等。二者的区别主要在于，侵入性检查可以排除是否存在胃溃疡或胃癌等病变，而非侵入性检查则没有这个优势，只能检测幽门螺杆菌。

25 幽门螺杆菌感染有什么危害?

幽门螺杆菌(Helicobacter pylori, H. pylori, Hp)感染是一种感染性疾病，全球 Hp 感染率高达 50%。多数幽门螺杆菌感染者无症状和并发症，但会存在慢性活动性胃炎。幽门螺杆菌感染后 15%~20%感染者会发生消化性溃疡，5%~10%感染者会发生消化不良，1%感染者会发生胃恶性肿瘤。

26 经抗幽门螺杆菌治疗后什么时机复查最合适?

2022 年《中国幽门螺杆菌感染治疗指南》中指出，经抗幽门螺杆菌治疗后，建议停药 1 个月以上再进行幽门螺杆菌感染的复查。

27 什么是消化道早癌?

消化道早癌是指消化道早期肿瘤，多指癌细胞组织侵及黏膜层及黏膜下层，而尚未侵及固有肌层及发生淋巴结转移者。上消化道早癌包括食道早癌、食管胃结合部早癌、胃早癌；下消化道早癌多指结肠直肠早癌。多数患者无特殊症状，好发于40岁以上高危人群，如长期消化道病变人群、直系亲属有消化道肿瘤人群，以及幽门螺杆菌感染人群。当前，很多消化道早癌可以在内镜下切除并被治愈。

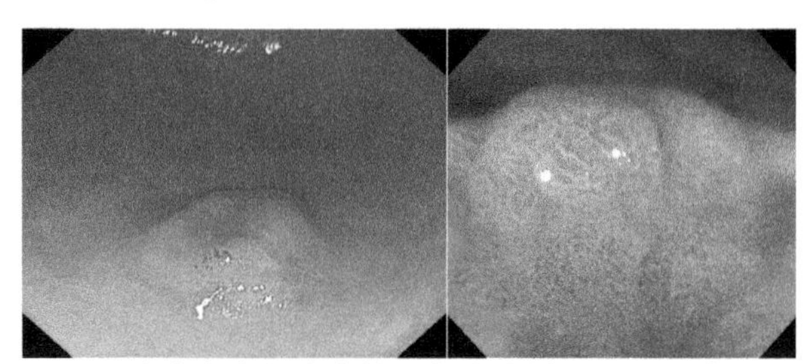

胃早癌病变在白光内镜和色素内镜下的不同表现

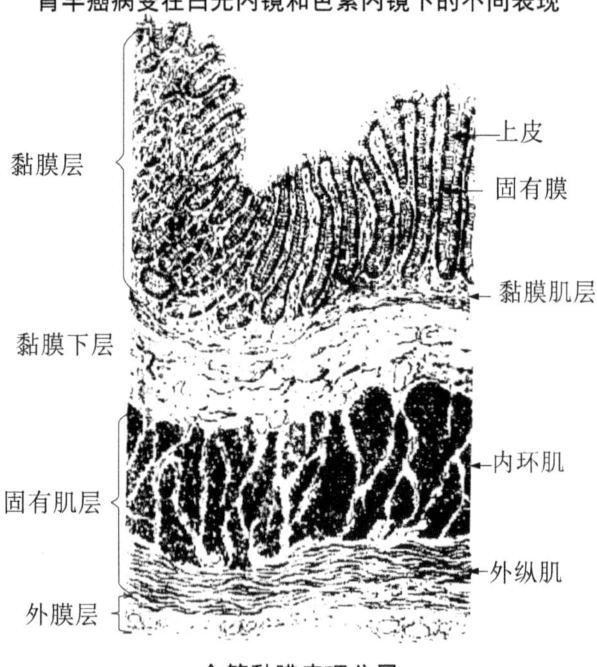

食管黏膜病理分层

28 胃早癌筛查的目标人群有哪些?

目标人群的定义为年龄≥ 40 岁，且符合下列任意一条者，建议其作为胃癌筛查对象：①胃癌高发地区人群；②幽门螺杆菌(Hp)感染者；③既往患有慢性萎缩性胃炎、胃溃疡、胃息肉、手术后残胃、肥厚性胃炎、恶性贫血等疾病；④胃癌患者一级亲属；⑤存在胃癌其他风险因素(如摄入高盐、腌制饮食、吸烟、重度饮酒等)。

29 发现胃早癌有什么意义?

由于大多数消化道肿瘤的早期症状并不明显，很容易被患者忽视，一经发现就已是晚期。但从既往的临床经验来看，通过对消化道肿瘤的早诊断、早治疗，患者的五年生存率可超过 90%。由此可见，消化道肿瘤的治愈率和存活率，与其发现的早晚密切相关。消化道肿瘤的发生与生活习惯、饮食习惯密切相关，每年我国因患三大消化道肿瘤(胃癌、食道癌、大肠癌)而死亡的人数居高不下。发达国家的发病率虽然也很高，但能够及早被发现并治疗，存活率也会相应提升。消化道肿瘤并不可怕，主要怕是晚期癌症，提高消化道肿瘤患者生存率、提高患者的生存质量，最重要的就是早发现、早诊断、早治疗。

30 胃早癌筛查方法有哪些?

胃早癌的筛查方法主要包括血清学检查和内镜检查，病理检查是金标准。

血清学检查主要包括胃蛋白酶原、胃泌素17和幽门螺杆菌感染检测等。

内镜检查主要包括胃镜检查、胶囊内镜检查、内镜精查、超声内镜检查等。

31 肝胆管结石、胆囊结石的来龙去脉?

胆汁主要由肝脏分泌和肝胆管分泌，而肝胆管分为肝内的胆管和肝外的胆管，肝胆管能分泌少量的胆汁并输送胆汁到十二指肠内。胆汁主要含水及胆固醇、钙、磷酸盐、碳酸盐、磷脂成分等，主要有帮助脂肪消化吸收的胆汁酸以及肝脏的代谢物胆红素等。胆汁中的各种成份相互作用，相互平衡，相互转换、联系。当管道输送不畅时，可导致肝功能变化产生黄疸，合并胆道感染或急性梗阻性化脓性胆管炎。肝胆管结石患者的胆汁培养常见肠道细菌，在各种细菌刺激下，各种成分一旦失去这种平衡作用，就会产生一些不同形状和结构的结晶类似物，因而生成结石，大部分结石以胆固醇形式沉淀而形成。

32 什么是胆囊？

胆囊是一个肌性膜囊，就像我们的一个储存袋，起到储存的作用。肝脏和肝胆管分泌胆汁后，胆汁由肝胆管输送到胆囊，胆囊主要起储存和浓缩胆汁的作用，还能分泌免疫球蛋白来保护胆道，并将胆汁输送到十二指肠内。

33 什么是胆汁？

胆汁是由肝脏分泌的一种金黄色的液体，它在胆囊内被浓缩后呈深绿色。主要成分是水，并含有少量的钙、磷脂、胆固醇、碳酸盐、金属物质等，以及帮助脂肪消化吸收的胆汁酸，肝脏的代谢物胆红素。

34 什么是胆囊结石？

胆囊结石是胆汁中各种成分在多种环境因素的作用下相互影响、产生沉淀形成的晶体。每位患者的结石成分不同。结石可以分为胆固醇结石、胆红素结石和混合结石。患有结石后容易导致上腹隐痛、饱胀不舒适，并且常在高脂肪餐或是饱餐后诱发持续性右上腹痛、阵发性加剧，并向右背部牵涉，引起右肩部的疼痛，伴有恶心、呕吐等不适反应。胆石痛常在夜间发作，常与胃炎、消化道溃疡、慢性胰腺炎、心绞痛等混淆。

02

健康教育篇

1 什么人需要做胃肠镜检查?

如果患者有下列情况，需要做胃肠镜检查：

①上腹疼痛伴有恶心呕吐、食欲减退、吞咽困难，出现黑便或柏油样便、原因不明的消瘦、贫血等。

②如果有家族史(结直肠癌病史、息肉病史)，应每2~3年检查1次。

③既往患有溃疡病、胃肠息肉、萎缩性胃炎等的患者，以及结直肠癌术后患者治疗后需定期复查。

④45岁以上的健康人群可每3~5年筛查1次。

2 进行胃镜检查之前要做哪些准备?

进行胃镜检查前禁止吸烟，完善血压、心电图检查，检查前一天晚上8时后不再进食及饮水。检查当天需要空腹，取下义齿，有高血压等慢性病需服药的患者，在检查之前要向医生说明自己的病史。

检查前30分钟遵医嘱服用达克罗宁胶浆等局部麻醉药和去泡去黏液剂即可。

3 进行胃镜检查过程中要如何配合医生？

①检查前30分钟服用局部麻醉药、去泡去黏液剂如：达克罗宁浆胶、二甲硅油乳剂（散剂）、链霉蛋白酶等。

达克罗宁浆胶具有局部麻醉和祛除泡沫的双重作用。喝下达克罗宁浆胶之后，舌头和喉咙有发麻的感觉，甚至觉得嗓子异常不舒服，总想咳嗽、呕吐，这是局麻药物的正常反应。喝下二甲硅油乳剂（散剂）、链霉蛋白酶后，可在护士指导下进行适当体操运动，确保药物和胃黏膜充分接触，减少漏诊率。

②检查正式开始，请放松。

胃镜检查采取左侧卧位。检查时轻轻咬住放置嘴中的口垫，以防咬损胃镜。胃镜通过咽喉部、胃底及十二指肠降段这三个部位时，患者不舒适感受最强烈，此时请尽量做深呼吸，不能憋气；胃镜通过咽喉部时，请配合医生做吞咽动作，避免用力抵抗内镜通过，以防内镜擦伤口咽、喉部。检查过程中，可能会出现恶心、干呕，请按照医生指令轻轻做深呼吸，配合医生顺利完成检查。

③胃镜通过咽喉部后，就不能做吞咽动作了（唾液

会影响所观察视野），让嘴里的口水顺着嘴角自然流出，用鼻深呼吸，坚持数分钟检查就会顺利完成。

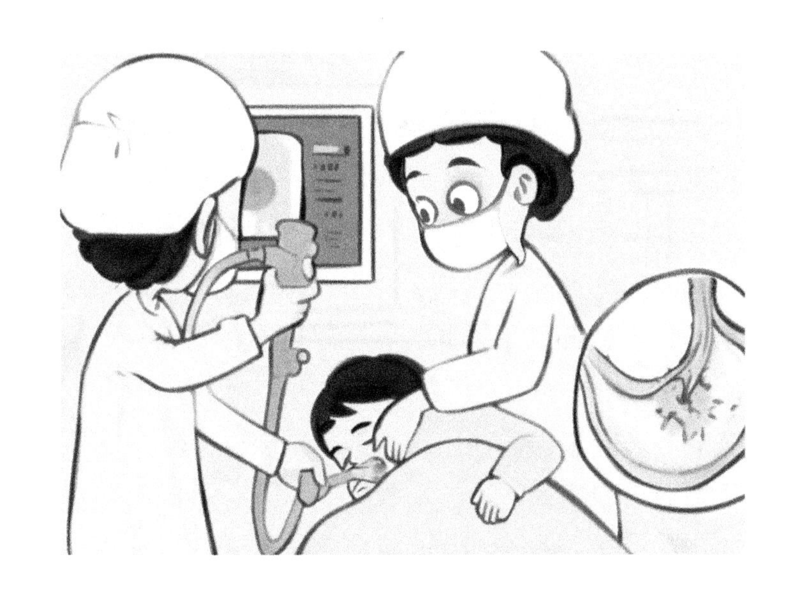

4 胃镜检查完后多久可以吃东西?

胃镜检查后应 1~2 小时再进食，如果过早进食，容易引起呛咳，食物误入气管易引发肺部感染。次日可恢复正常饮食。胃镜检查完后要避免吃辛辣、油腻食物，不要喝浓茶、咖啡等刺激胃黏膜的饮品，以清淡饮食为主。

5 做完胃镜检查后为什么会出现咽喉部不适或疼痛？要注意些什么？

受检者做完胃镜检查后出现咽喉部不适、有东西咳不出来的感觉，这是局部麻醉药的作用，等 2 小时左右麻醉药药效过了，这种感觉自然就会消失。还有的患者检查完后发现唾液中有血丝，这种情况主要是由于胃镜检查过程中患者过于紧张，出现较剧烈的恶心、干呕等情况；或者检查完后，患者咽喉部不适，用力咳嗽，均可导致咽喉部黏膜损伤而出现唾液中带少许血丝。

所以做胃镜检查时配合医生，尽量放松则可以减少检查中的不适，唾液中有血丝的患者检查完后禁食时间应稍长或只吃一些清淡流质食物，一般不需特殊处理。

6 做无痛胃肠镜安全吗？注射过麻醉药人会不会变傻？

无痛胃肠镜对胃肠部黏膜的损伤性比较小，安全性较高。检查所需的麻醉药剂量是麻醉师根据受检者的体重、身体素质等要素来决定的，检查时间比较短，对受检者胃肠道的不良刺激小，患者在做完检查后，一般术后数分钟至半个小时就可以恢复清醒，有不少患者会出现头晕、头痛等不适症状，这属于正常现象，这种症状会逐渐减轻的。身体虚弱的患者恢复清醒所需的时间会增加。

至于“麻药让人变傻”的传言，那是不会发生的。一般在做完检查 30 分钟内，走路会有些不稳；2~3 个小时内，有些不在状态，像前一天熬夜了一样；6 小时后就会感觉恢复正常了。无痛胃肠镜所使用的静脉麻醉药代谢很快，6 小时以内可完全分解、代谢，对人体神经系统不会带来任何后遗症，尽管有很少一部分人会有一过性认知障碍，但很快就会消失，对人体的影响微乎其微，大家完全不用担心。

7 做无痛胃镜检查前要注意什么?

①无痛胃镜检查前一晚 8 点后停止进食，检查当天禁食禁水。

②70 岁以上患者检查前应进行心电图检查。

③为了最大程度保障患者的生命安全，检查前麻醉医师需对患者进行评估，了解患者的病史和状况，来决定是否进行麻醉和麻醉程度。

④检查前一天禁止吸烟，以免检查时因咳嗽影响插

管，禁烟还可以减少胃酸分泌，便于医生观察。

⑤如果患者隐瞒自身病情如心梗或脑梗等，可能会导致严重后果，甚至危及生命。

8 做完无痛胃镜检查后有什么要注意的?

检查完毕，患者应进入麻醉恢复室观察，苏醒后需由医务人员或家属扶下床，以避免患者出现坠床、摔伤等意外。检查后休息 30 分钟，完全清醒无特殊不适方可离院，检查后 2 小时方可进食流质或半流质饮食，次日才能恢复正常饮食。检查后 24 h 内不得从事高空作业、机械操作及驾驶机动车，避免出现意外情况。

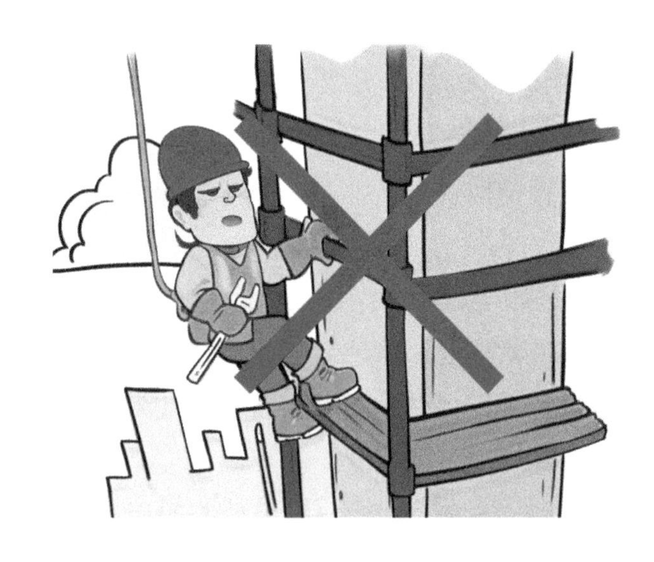

9 为什么无痛胃肠镜检查完后不能开车或进行高空作业?

无痛胃肠镜检查后要注意不能进行高空作业，不能开车。因为做无痛胃肠镜检查之前，为减轻受检者痛苦，会使用麻醉药物。做完胃肠镜检查之后，由于麻醉药物仍会影响人的手、脚活动，大脑反应比平时也会迟缓，手脚的灵活性较平时低，所以不适合马上开车或进行高空作业，容易导致事故。

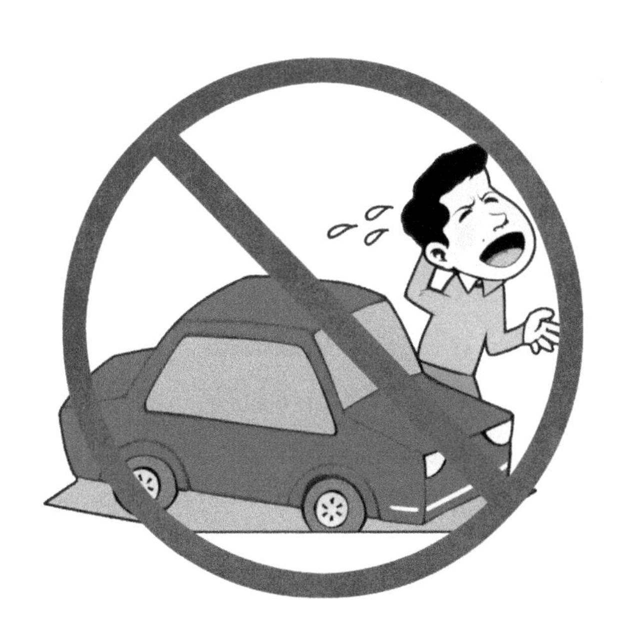

10 做过一次胃肠镜，没有问题是不是以后都不用做了？

非也，这需要根据受检者的年龄和身体来判断，在45岁后应做一次胃肠镜，如果检查结果正常，可每两年检查一次。对于已经有严重的肠胃疾病者、有不明原因的上腹疼痛者、大便隐血试验结果为阳性者、相关肿瘤标志物明显增高者等，建议咨询医生，以医生的判断为准。只有通过胃肠镜检查才能做到早发现、早治疗。

11 哪些人不适合做胃肠镜？

随着胃肠镜检查技术的发展，很多以前认为属于禁忌证的情况现在已经不属于绝对禁忌了，但是以下人群还是不建议首选胃肠镜检查。

①患有严重心肺疾病者。

②生命体征不平稳者（血压过高，心率超过120次/分钟或者两者数据波动大）。

③不能配合胃肠镜检查者，如患有精神疾病或严重智力障碍者等。

④患有急性重症咽喉疾病，内镜不能插入者。

⑤患有严重食管炎、胃急性腐蚀性炎症急性期者。

⑥患有严重凝血功能障碍者。

⑦患有胸腹主动脉瘤、脑卒中者。

12 无痛胃肠镜可以一起做吗？

可以的。为了方便患者，大多数医院现在都提供静脉麻醉下胃肠镜一起做，但是术前准备方法可能需要和医生详细沟通。无痛胃肠镜联合检查与单一的无痛胃镜或肠镜检查相比较，虽然操作时间增加，但安全风险无明显差异。

13 进行胃肠镜检查前能吃药吗？

进行胃肠镜检查前要求患者空腹，不能吃任何食物、水或药物，一则保障胃内清晰的视野，减少漏诊率；二则避免患者检查过程中出现恶心呕吐，导致胃内容物反流引起误吸，造成肺炎或者气道堵塞。

但是高血压病患者建议含服或者用少量水服用降压药。

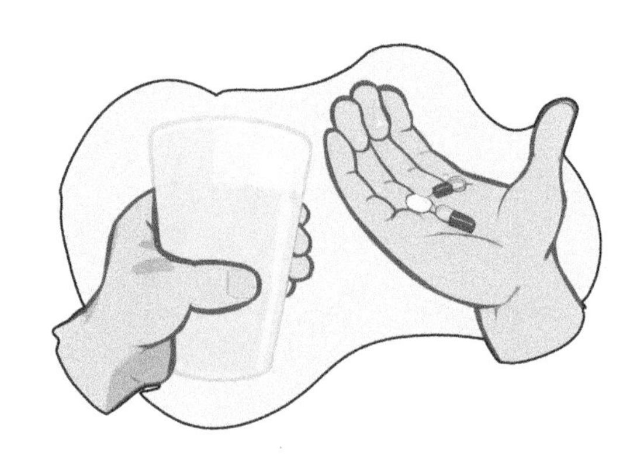

14 进行胃肠镜检查前为什么要做心电图?

因为做胃肠镜检查时插管有刺激性，会引起迷走神经兴奋，导致心动过缓。心电图检查是为了评价心脏有无潜在疾病，防止因检查诱发心跳骤停，所以做心电图检查是非常有必要的。

15 发现胃肠道息肉后怎么办?

胃肠道息肉是一类从黏膜表面突起的隆起状病变，在未确定病理性质前统称为息肉。目前胃肠道息肉的病因尚未明确，有相关研究表明息肉的发生可能与幽门螺杆菌感染、胆汁反流、基因遗传、环境、吸烟、饮食习惯等相关。胃肠道息肉可以分为增生性息肉、淋巴性息肉、炎症性息肉、腺瘤性息肉等。胃肠道息肉的恶变率与息肉病理类型、息肉大小有关。

发现胃肠道息肉后，不要过于紧张与焦虑，选择内镜下切除是治疗胃肠道息肉的首选方法，主要有高频电凝切除法、激光及微波灼除法、尼龙丝结扎法、氩离子凝固法、内镜黏膜切除术(EMR)及内镜黏膜剥离术(ESD)等方法，医生会根据患者息肉的大小、数量、部位选择合适的手术方式。

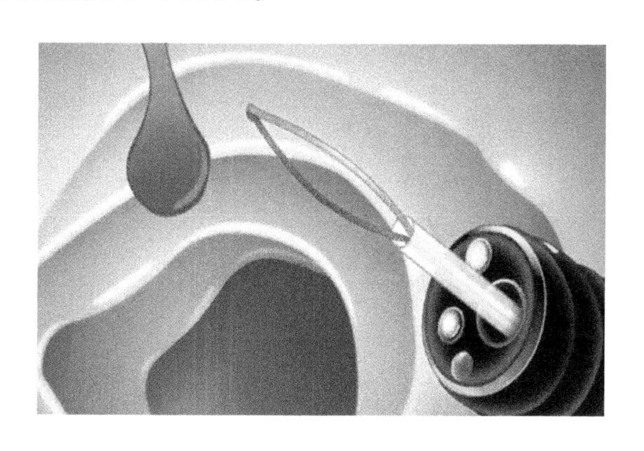

16 发现胃肠道间质瘤怎么办?

胃肠道间质瘤是一类独立起源于胃肠道间质干细胞的间叶源性肿瘤，胃肠道间质瘤可见于整个胃肠道，其中胃部占大部分(55.6%)，其次为小肠(31.8%)、结直肠等。胃肠道间质瘤最突出的特点是其不可预知的多变生物学行为，既不能定义为良性，更不能定义为恶性，

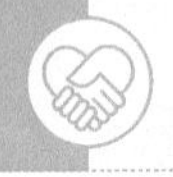

而是具有恶性倾向的交界性肿瘤，其恶性倾向一般取决于肿瘤的大小、部位和术后病理所示核分裂像的比例。

以前发现胃肠道间质瘤时，经胃肠镜检查，瘤体较大的患者通常会选择外科手术治疗或腹腔镜手术治疗；瘤体较小的患者往往会选择定期复查胃肠镜随诊，不会盲目行手术治疗，因为手术的创伤与切除间质瘤的效价比不高。但随着胃肠镜技术的不断提高，在掌握适应证与进行完备的术前评估前提下，相关治疗方法已经成熟应用于胃肠道间质瘤的治疗，如内镜黏膜剥离术（ESD）、内镜黏膜下挖除术（EDM）、内镜下全层切除术（EFR）、经黏膜下隧道内镜切除术（STER）等。内镜下微创手术能明显缩短手术时间，减少术中出血，加快术后胃肠道的功能恢复，减少患者住院天数及费用，减少围手术期并发症，术后预后较好，是安全可行的，同时具有促进术后快速康复等一系列优势，不失为胃肠道间质瘤患者的福音。

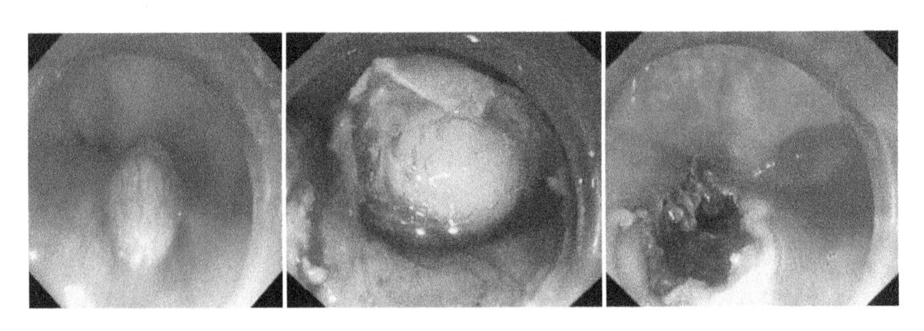

经黏膜下隧道内镜切除术

17 胃(肠)早癌做了内镜下手术，就完全治愈了吗?

早癌是可以被治愈的。近年来内镜下黏膜剥离术(ESD)广泛应用于消化道早癌的诊治中，可在内镜下对较大病变部位的黏膜进行一次性剥离，具有切除率高、复发率低、费用低的特点，且术后出血、穿孔的发生率低，有利于术后恢复，是治疗消化道早癌及癌前病变的首选微创手术。但是在实施内镜下手术治疗前应严格评估病情及病变性质，必要时行外科开放式根治术。简而言之，已经确诊的胃肠道早癌，经过规范完备的术前检查，精准的消化道内镜下手术可以一次性完整切除病变而获得治愈，术后可获得长期的生存率和较高的生活质量。

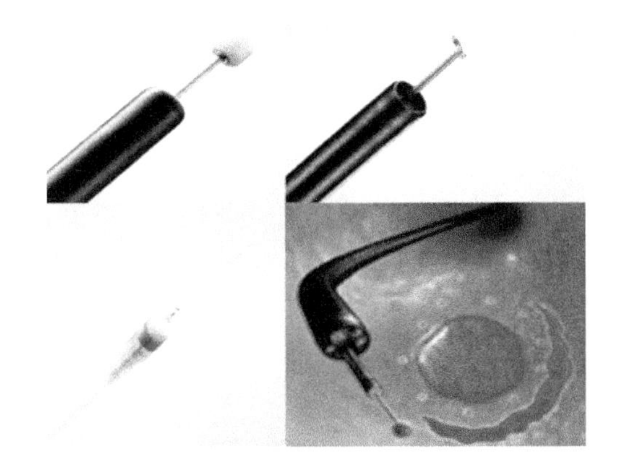

消化道早癌内镜下治疗

18 消化道早癌进行内镜下手术后该如何复查?

消化道早癌行内镜下治疗后应该分别于治疗后3个月、6个月、1年、2年、3年、5年复查，复查时需检查大便OB实验，血清CEA，CA19-9及CA125，做相应部位的腹部CT检查。复查胃肠镜检查，观察创面愈合情况及有无术后复发，如有肿瘤性病变再生，应及时给予内镜下处理。

19 胃肠道外科手术后出现吻合口狭窄了，又不能再去做外科手术了，怎么办呢?

目前治疗消化道狭窄的方法主要有内镜下治疗、外科手术等。传统意义上，外科手术是解除狭窄的主要方法，但外科手术创伤大，并发症多，反复手术会增加发生短肠综合征、吸收不良和营养不良的风险。随着内镜诊疗技术的日益完善，内镜治疗已成为消化道狭窄的主要治疗方法，如球囊扩张、支架置入、局部药物注射、内镜下狭窄环黏膜切开等。其中球囊扩张具有创伤小、操作简单、见效快的特点，是首选的治疗方法，但其再发狭窄率较高，可达18%~20%。相比于球囊扩张，支架置入可以持续支撑狭窄段，成功率更高，但也有费用较高、支架移位、局部穿孔的风险和缺陷。内镜下狭窄环黏膜切开是近年来开展的一种新治疗技术，其方法是使用 IT 刀对狭窄环的黏膜进行切开及瘢痕切除，以达到扩张狭窄段的目的。但其手术难度高，对手术医生的技术有较高要求，且需仔细评估患者病情，不可盲目行内镜切开治疗。

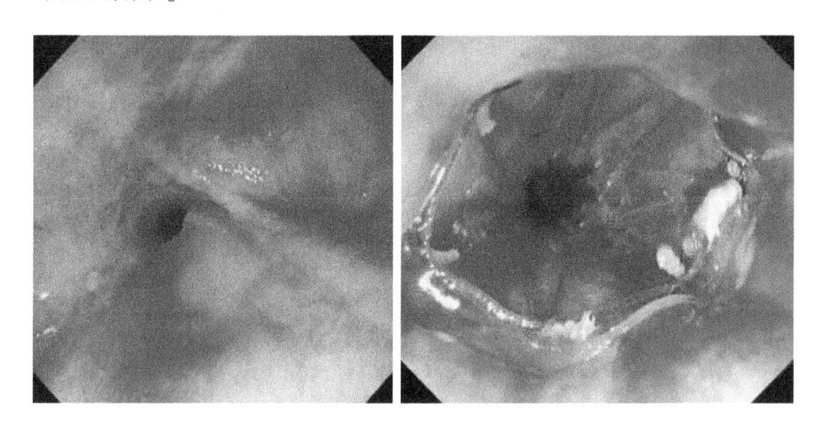

消化道狭窄支架置入

20 进行无痛胃肠镜检查前后的准备和进行普通胃肠镜检查前后的准备有区别吗?

患者在接受普通胃肠镜检查的过程当中，常常会出现恶心、呕吐等现象，承受的痛苦比较大，这导致很多患者对于胃肠镜检查存在恐惧心理。随着现代医疗技术水平的不断提高，在进行胃肠镜检查的过程当中，医生更加关注患者的感受，注重降低患者的恶心、呕吐等不良反应，从而提高患者配合检查的依从性。目前无痛胃肠镜采取的是静脉麻醉的方式，主流应用的麻醉药品为丙泊酚，这种麻醉药品起效快，代谢快，药效短，具有良好的镇痛作用。在进行无痛胃肠镜检查时，需要麻醉师全程监测、观察患者的各项生命体征，防止意外事件发生。无痛胃肠镜检查跟普通胃肠镜检查相比，有更多、更严格的注意事项，具体如下：

①麻醉前应禁食 8~10 小时，禁水 6 小时。

②70 岁以上或者有心血管疾病的内镜诊疗患者，检查前应进行心电图检查。

③为了最大限度保障患者的生命安全，麻醉医师应尽可能全面地了解患者的病史情况，根据患者的身体状态来决定是否进行麻醉及麻醉方式。如果患者隐瞒自身病情如心脏病等，可能会导致严重后果，甚至危及生命。

④离院标准：患者的意识保持清醒，生命体征平稳，可独立行走，身体没有明显的不适感。

⑤无痛胃肠镜检查结束后，患者当天不能驾驶汽车、电动车或者高空作业，也不能饮酒。

21 在胃肠镜检查过程中，夹除了息肉或者已做病理活检，我们应该注意些什么？

如果胃肠镜检查过程中在内镜下夹除了小息肉或者夹取了可疑病变组织做病理组织学检查，2 小时后可进食温凉流质或半流质饮食，禁食热、硬、刺激性食物，禁止饮酒、咖啡和浓茶；避免服用影响凝血功能及血小板聚集功能的药物，比如感冒退烧药、阿司匹林、波立维、泰嘉、华法林等；注意尽量多休息，避免剧烈运动；注意观察大便颜色，如有黑便、血便、呕血等情况应及时去医院就诊。

22 胃肠道息肉已切除了，再检查时发现又有了息肉，是不是医生没切干净？

如果遇到这种情况可能有两方面的原因：其一，是在之前的手术过程中，自身胃肠道的准备不够充分，尤其是肠道准备欠充分时，肠黏膜暴露差，医生操作视野不佳，可能存在漏诊。其二，息肉的发生与年龄、生活习惯和个人体质有关，且随着时间的推移复发率随之增加。按照腺瘤的自然生长史，其 1 年内的净增长平均约

0.1 cm，短时间内出现新发生的息肉的可能性非常小。3~6个月之后所发现的息肉一般归为新发生的息肉。

23 进行胃肠镜检查前为什么建议服用降压药?

高血压病患者在进行胃镜检查时有较高的风险，因为在检查中患者由于机体应激反应易出现恶心呕吐、血压升高、心悸、头痛等不良反应，严重者可引起脑梗死、心肌梗死等心脑血管事件，从而严重威胁患者的生命安全。因此在检查前需要对患者实施包括健康教育、心理护理、饮食指导、药物指导等在内的综合护理干预，有效控制血压水平，降低不良反应的发生率，确保胃肠镜检查的顺利进行。高血压病患者在进行胃肠镜检查前需常规采用降压药物治疗，使血压控制在正常范围内。医护人员应告知患者检查流程和注意事项，合理安排检查时间，检查前监测患者血压。

24 女生来“大姨妈”要不要告诉医生？还可以做胃肠镜检查或者手术吗?

女性在月经期要如实告知医生，由医生评估是否可以行胃肠镜检查。女性月经期间凝血功能下降，内镜检查若有病变，进行活检后可能出现难以控制的出血，因此原则上应等月经结束后再行内镜诊疗。

另外，月经期行肠镜检查可能会增加女性生殖系统感染的风险，而且部分女性在月经期间有痛经现象，做肠镜检查可能会加重痛经，对身体刺激较大。其次在进行肠镜检查时，需要将结肠镜软管从肛门插入到直肠里面，女性在月经期间进行操作可能不太方便。

25 小孩能做胃肠镜检查吗？有小儿胃肠镜吗？

如果小儿有反复腹痛、腹泻，不明原因的出血，常呕吐、厌食、反酸、嗳气及上腹饱胀，有与胃相关的全身症状如不明原因的贫血、消瘦等，医生会建议行胃肠镜检查查明原因。由于科学技术不断更新，近年来小儿消化内镜在诊断与治疗方面开展的项目愈来愈多。目前已经有从新生儿到16岁儿童做的胃肠镜检查，可以根据小儿的年龄选择不同型号的内镜，小儿胃镜的管径不足1 cm。6岁以下孩子年龄小，不能配合，最新专家共识中推荐儿童在麻醉或深度镇静下行内镜检查。

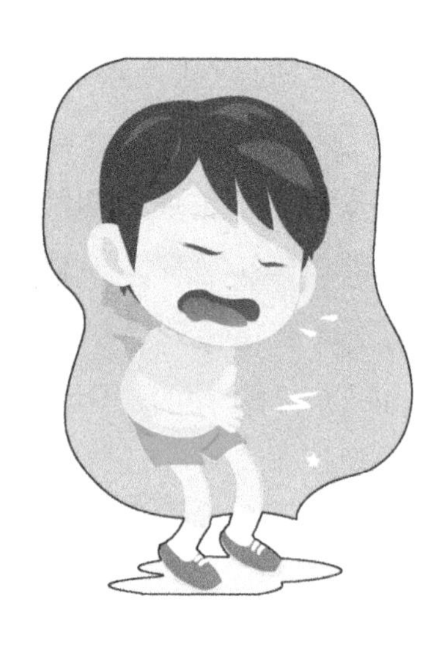

26 一直在服用抗凝剂(如华法林，阿司匹林等)，做内镜下手术前要不要告诉医生？

华法林是一种影响凝血因子合成，降低凝血因子生理活性的抗凝药物，阿司匹林是一种有效抑制血小板释放和聚集的药物，两种药物都有抗血栓的作用。内镜手术属于微创手术，创伤虽小，但也有出血的风险，抗凝药在减少血栓形成的同时，也增加了出血的风险，因此长期服用阿司匹林、华法林或氯吡格雷片的患者，做内镜下手术前一定要告诉医生，并且需停药一周后才能行内镜下手术。

27 做了胃肠道手术该如何注意饮食?

做了胃肠道手术的患者应根据病情每个阶段的特点进行合理的饮食安排，饮食要有规律，定时定量，少量多餐，注意饮食中营养素的平衡，多食易消化、营养丰富的食物，食物以高热量、高蛋白、高维生素、易消化为主。可分四个阶段：一、禁食阶段：即禁食和禁水；二、流质阶段：即先给少量饮水，如无不适可进食不产气，易消化、高热量的流质饮食，比如去油鸡汤、米汤、藕粉、肉汤、菜汤、纯牛奶和水果汁等；三、半流质阶段：可以进食如鸡蛋羹、蛋糕、米粉、面条等高蛋白、高热量、高维生素的食物，少量多餐；四、软食阶段：这个时候应多进易消化、无刺激、多营养素的食品，切勿进食刺激性大、油煎油炸食品。

一般手术后先禁食，禁食时间与手术方式、创面大小等有关，再根据实际情况逐步过渡。

28 食管-胃底静脉曲张破裂出血需要反复多次行胃镜下手术治疗吗?

肝硬化是临床常见的慢性进行性肝病，是一种或多种病因长期或反复作用造成的弥漫性肝损害。由肝硬化引起的食管-胃底静脉曲张、门静脉高压性胃病、肝源性消化道溃疡是肝硬化患者合并消化道出血的常见原因。其特点是出血量大，病情变化迅速，死亡率非常高。内镜治疗是目前食管-胃底静脉曲张破裂出血最重要的治疗手段，包括内镜下套扎、硬化剂注射治疗和组织胶注射治疗。

经首次治疗后 2~4 周进行内镜复查，静脉曲张尚未达到根除或溃疡完全愈合的患者，根据曲张静脉情况可行第 2、3 次内镜序贯治疗，直至静脉曲张消失或基本消失。静脉曲张消失或基本消失后，一般每隔 6~12 个月复查一次。经过内镜治疗的患者，应终生做内镜随访、跟踪治疗。

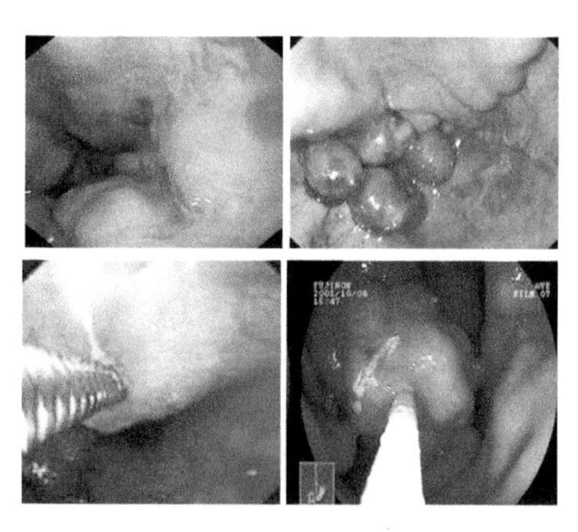

食管静脉曲张、食管静脉曲张套扎治疗、食管静脉曲张硬化剂治疗、胃底静脉曲张组织胶治疗

29 贲门失弛缓症(吞咽困难)选择哪种手术方式好?若行内镜下手术后出现了术后并发症怎么办?

贲门失弛缓症又称贲门痉挛，是由于食管贲门部的神经肌肉功能障碍所致的食管功能性疾病，多数患者因吞咽困难、胸骨后疼痛、食物反流等症状来就医。治疗方法包括药物治疗、内镜下治疗和外科手术治疗，治疗目标是松弛食管平滑肌，降低食管下端括约肌的压力，减轻患者症状并改善其生活质量。目前药物治疗效果有限且短暂，外科开胸手术治疗创伤大，并发症多，花费大，患者难以接受，经口内镜下贲门肌切开术(POEM)是一种内镜下微创治疗新技术，目前已广泛应用于临床，成为治疗贲门失弛缓症的一线治疗方法。POEM是采用隧道内镜技术于隧道内切开食管肌，可以避免直接通过黏膜切开过度紧缩的食管肌，从而达到理想的治疗效果。POEM创伤小，住院时间短，患者恢复快，花费低，患者容易接受。

患者做完手术后，根据情况禁食1~3天，抬高床头或者取半坐卧位，遵医嘱使用抗生素抗炎治疗等；术后复发者可进一步接受治疗，可再次行POEM，内镜下球囊扩张，放置可回收支架等；术后若出现胃食管反流(发

酸）可于门诊就医，遵医嘱服用质子泵抑制剂缓解症状。目前来看，行POEM患者很少有复发，因此POEM治疗贲门失弛缓症是一项安全、并发症相对较少、疗效确切的内镜治疗方法。

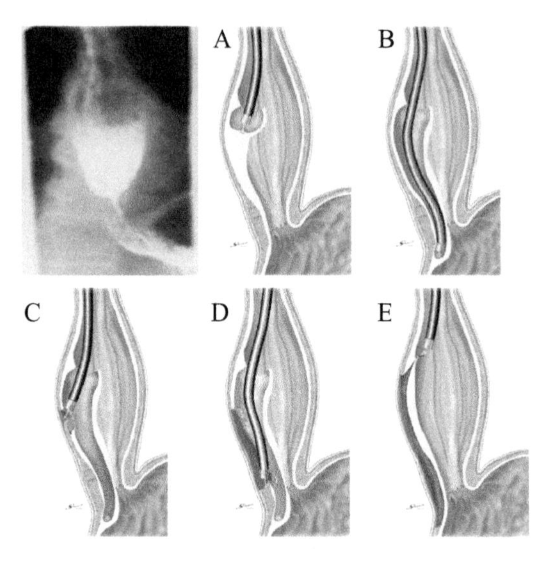

内镜下贲门肌切开术

30 诊断为胃溃疡并出血，内镜下可以止血吗？

内镜下可以治疗胃溃疡出血。胃溃疡是常见的消化系统疾病，多数患者表现为恶心、呕吐、反酸、饱食、嗳气，反复上腹痛等症状，若患者持续不治疗，胃酸侵蚀加剧，血管损伤裸露，就会出现消化道出血的情况，最常见的是出现呕血、黑便。

随着内镜技术日渐成熟，消化内镜广泛应用到胃溃疡治疗中，消化内镜可清晰观察到出血部位，常用的内镜下止血方法包括局部药物注射、喷洒、热凝止血(高频电凝、氩离子凝固术、热探头、微波等)和机械止血(止血夹、套扎等)。与静脉用药相比，内镜下局部用药效果更确切，安全性更高。目前，内镜治疗已成为胃溃疡出血的首选治疗方式。

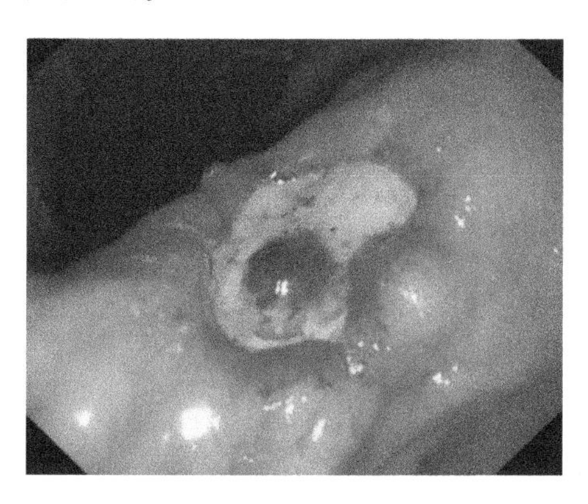

胃溃疡裸露的血管残端

31 各种疾病引起不能进食而导致营养不良的患者可以在内镜下行胃造瘘术吗?

答：可以。经皮内镜下胃/空肠造瘘术(percutaneous endoscopic gastrostmy, PEG/percutaneous endoscopic jejunostomy，PEJ）是在内镜引导下，经皮穿刺放置胃/空肠造瘘管，通过造口置管向胃内注入营养物质，达到营养支持的目的。该方法不需外科手术及全身麻醉，适用于各种不同原因导致的吞咽、进食困难，但又需长期提供营养支持、无法耐受手术的患者，如各种全身性疾病或神经系统疾病导致的不能吞咽，可用于脑血管意外、外伤、肿瘤或脑部手术后意识不清、经口腔或鼻饲补充营养有困难者，完全不能进食的神经性厌食及神经性呕吐的患者。对于全胃切除空肠食管吻合术后的患者，直接经皮内镜下小肠造瘘被认为是安全和有效的。

与普通鼻胃管相比，经皮胃造瘘术可减少胃食管反流、食管长期压迫摩擦引起的对鼻咽部的刺激和不适，比长期管饲者更易管理和耐受，便于护理，方便给药，可长期留置。

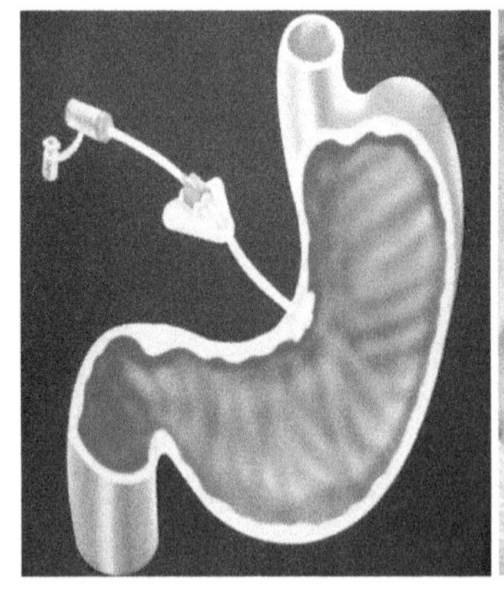
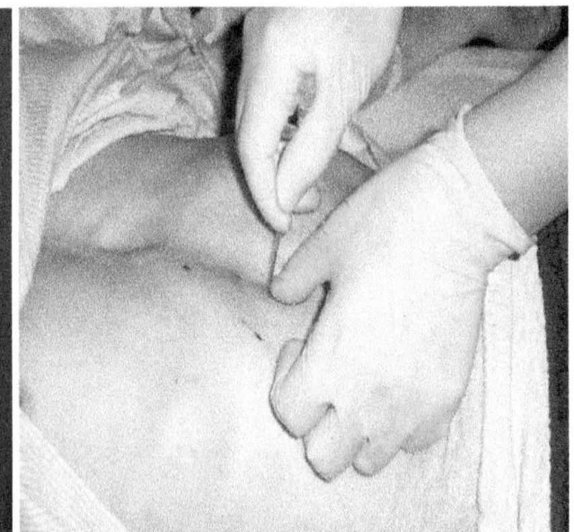

32 什么是幽门螺杆菌？幽门螺杆菌会传染吗？

幽门螺杆菌（helicobacter pylori，Hp）是存在于胃内的一种革兰染色阴性螺旋状细菌，幽门螺杆菌寄生在胃黏膜组织中，这种细菌感染首先引起慢性胃炎，67%～80%的胃溃疡和95%的十二指肠溃疡都是由幽门螺杆菌引起，少部分可引发胃萎缩，严重者则发展为胃癌。主要通过口-口途径在人与人之间传播。

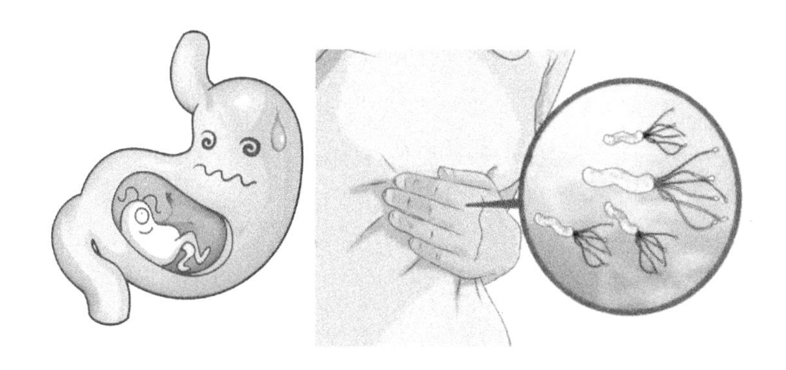

33 幽门螺杆菌测试有什么意义？

幽门螺杆菌（Hp）感染与慢性胃炎、消化性溃疡、胃癌、胃黏膜相关淋巴组织淋巴瘤等消化系统疾病密切相关，幽门螺杆菌值得临床加大重视，及时做好相关检测，做到早发现、早治疗，对于减少癌症的发生具有重要的参考意义。幽门螺杆菌不仅与胃肠道疾病密切相关，还可能参与心血管系统疾病的发生，与缺铁性贫血、特发性血小板减少性紫癜的发病密切相关。

34 家庭里有一个成员检测幽门螺杆菌阳性，另外的家庭成员需要检测吗?

需要检测的。因为有研究表明父母 Hp 均阳性者 Hp 感染率显著高于父母均阴性者，子女 Hp 感染与父母有密切关系，呈现家庭聚集现象。一 项研究调查了夫妻间 Hp 感染情况，发现夫妻一方 Hp 阳性，其另一方阳性率高达 78.94%，也存在明显的家族聚集性。

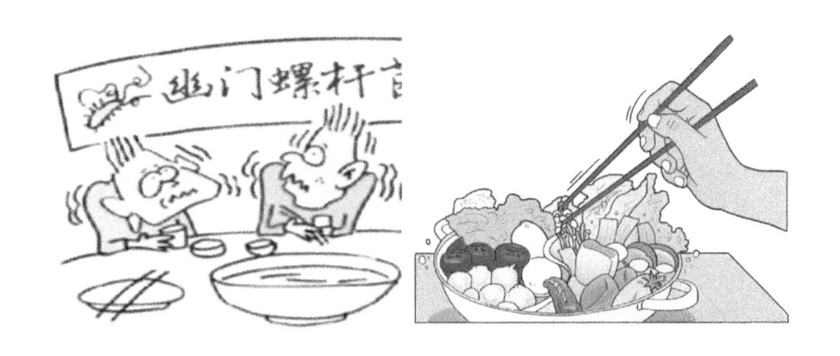

35 做碳 13 尿素呼气试验要注意些什么?

做碳 13 尿素呼气试验前除了应该保证空腹或至少禁食 2 小时以外，还应注意：①短时间内服用抗生素、奥美拉唑、雷尼替丁等会导致幽门螺杆菌检测率下降而导致假阴性，所以在做碳 13 尿素呼气试验前应停用相关药物至少 4 周，以免药物影响结果的准确性。②受试者均应在口服尿素胶囊后静坐 30 分钟收集气袋。检测前不应剧烈运动，检查全过程中应保持安静状态，主动配合操作。

36 进行幽门螺杆菌测试前可以吃药吗?

谨慎用药。有的胃病患者需要长期服用药物，但一些药物会造成检查结果呈假阴性。检查结果呈假阴性是指受检者本身已感染了幽门螺杆菌，但在药物作用下显示未感染幽门螺杆菌，这种情况会影响后续治疗。因此，人们在接受碳 13 尿素呼气试验前 1 个月，应停止服用对检查结果有影响的药物(如抗生素、质子泵抑制剂等)，确实需要长期服药时，需要咨询主治医生，寻求解决方式。

37 碳 13 尿素呼气试验检查可以代替胃镜检查吗?

不能。一方面，幽门螺杆菌(Hp)与胃和十二指肠溃疡、萎缩性胃炎、胃癌、胃淋巴瘤和血小板减少症等疾病的发生有密切的关系，早期发现 Hp 感染并予根除对疾病的治疗是很重要的。另一方面，胃病的种类多，病因并非只与 Hp 感染有关，也可能与其他理化、生物因素有关，所以绝不是 Hp 阳性即表示有胃病，而 Hp 阴性即表示无胃病。碳 13 尿素呼气试验(C13)是诊断胃内是否存在幽门螺杆菌感染的一种有效手段。该检测方法无创、简单，快速；但 C13 不能明确幽门螺杆菌对胃黏膜损伤的程度；而胃镜检查可以清晰地显示食管、胃、十二指肠等各个部位的形态结构，观察消化道黏膜表面情况，能确定病变的部位和性质，同时对发现的消化道病变还可以进行内镜下取组织进行活检，是诊断上消化道疾病最常用、最可靠的检查手段。具体来说，选择做 C13 还是做胃镜检查，应根据就诊的目的进行考虑。如果仅仅是进行幽门螺杆菌筛查或复查，可以选择只做 C13；如果伴有胃部不适如反酸、嗳气、烧心等症状，则 C13 不能代替胃镜检查，为进一步明确疾病诊断，仍要考虑做胃镜检查。

38 超声内镜检查有哪些优势?

超声内镜检查的优点主要有准确性高、操作简单方便、无创及安全等，能对食管及胃黏膜下病变情况进行明确分析，而且能对病变的起源和性质进行准确了解，对于病变的准确诊断和治疗方案的制定非常重要。超声内镜对溃疡性结肠炎分期诊断的准确率明显高于X线钡剂灌肠检查。在临床诊断过程中，胃肠隆起型病变有条件时应首选超声内镜，可以展现消化道不同层次病变的声像学特征，进而对疾病的种类和分布进行判定，确定最佳的治疗方式。有内镜禁忌证的患者，仍选择以X线钡剂灌肠检查为主。对于怀疑有胆胰病变的患者，超声内镜比体外超声更有优势。超声内镜(EUS)诊断胆胰疾病的准确率分别为96%和94%。

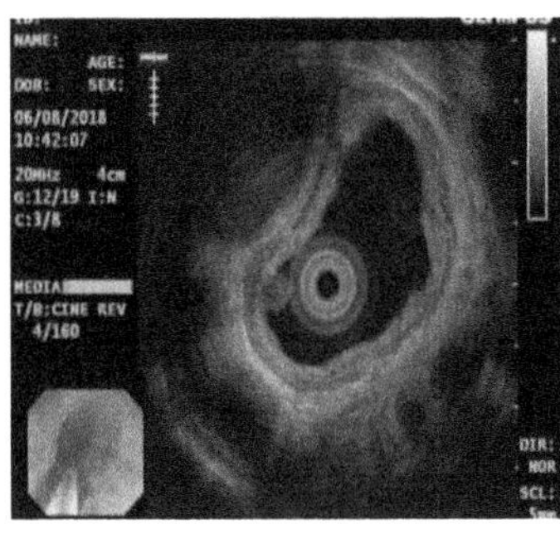

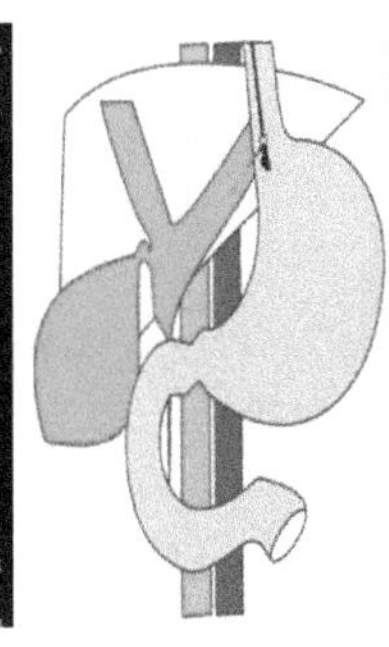
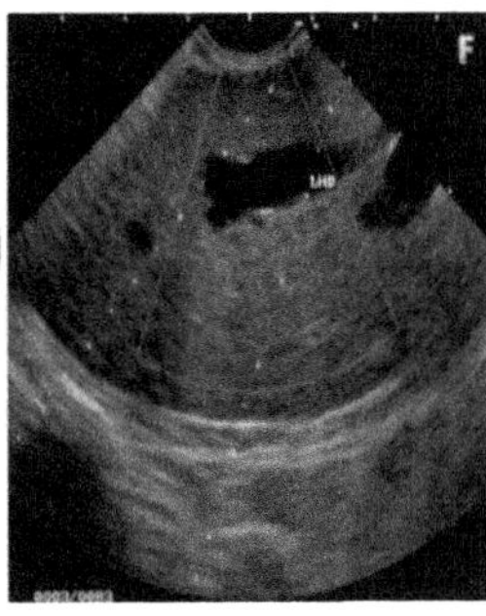

39 吃饭时不小心喉咙卡了异物(鱼刺，骨头或红枣核)该怎么办?

一般而言，鱼刺卡喉，最常见的还是在口咽部，包括扁桃体、扁桃体周围和舌根浅部等比较浅显的位置。异物卡住超过 72 小时会造成局部疼痛、红肿、感染，甚至穿孔。发生鱼刺卡喉的情况时，请遵照以下步骤进行处理：

(1)停止进食。

首先，发现鱼刺卡喉后，应立即停止进食，连水也不要喝，放松咽喉，尽量减少吞咽动作，舒缓情绪。因为情绪紧张容易造成咽喉部肌肉收缩，异物会卡得更紧。如果是小孩子，应先安慰让其不要哭闹，以免将鱼刺吸入食管。紧接着可以低头弯腰，试着用力咳嗽，也许细小的鱼刺会跟着气流被冲出来；或者刺激喉咙诱发恶心、呕吐，促使鱼刺松动吐出。

(2)借助工具。

如果通过上面的方法仍然不能吐出来，则需要借助工具。可以用筷子或匙柄、压舌板等轻轻压住舌头，露出舌根，借用光线观察异物大小、位置。如果发现鱼刺不大，扎的位置不深，就可用小镊子轻轻将其夹出。

(3)寻求医生帮助。

如果没有发现鱼刺，这就说明鱼刺的位置较深，拔出有困难；或者，看到了鱼刺，但非常粗大，扎得很严实，这些情况就不要乱拔，一定要到医院请耳鼻喉科和消化内镜医生诊治，在内镜下使用专业工具尽快取出鱼刺，以免拖造成更严重的并发症，内镜下取异物是消化道异物首选的处理方法。

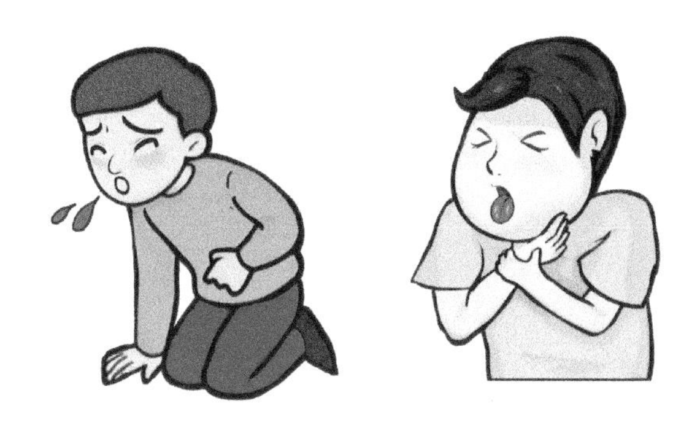

40 吃饭时不小心被鱼刺或鸡骨头卡住，喝醋或吞干饭有用吗?

老一辈人被鱼刺卡住后的土办法就是拼命地喝醋，认为醋可以溶解由钙构成的鱼刺，从而达到软化鱼刺的目的，并认为软化的鱼刺就会从组织上脱落下来。其实，我们食用的醋的有效成分是醋酸，化学名称叫乙酸，一般乙酸含量为4%~6%，含量很低，所以它要软化鱼刺需要漫长的时间和持久的浸泡。而醋中所含的醋酸会灼伤幼儿软嫩的食管黏膜，并能导致鱼刺扎伤的部位伤情更重，疼痛加深，对咽喉也会产生不好的影响，甚至会导致急性喉水肿。

如果异物扎进消化道黏膜，此时如果用力吞干饭，外力的作用只会让异物扎得更深，甚至异物会进入胸腹腔，会造成更大的危险。所以，喝醋或吞干饭都是不可取的办法，只会给异物的取出带来更大的困难。

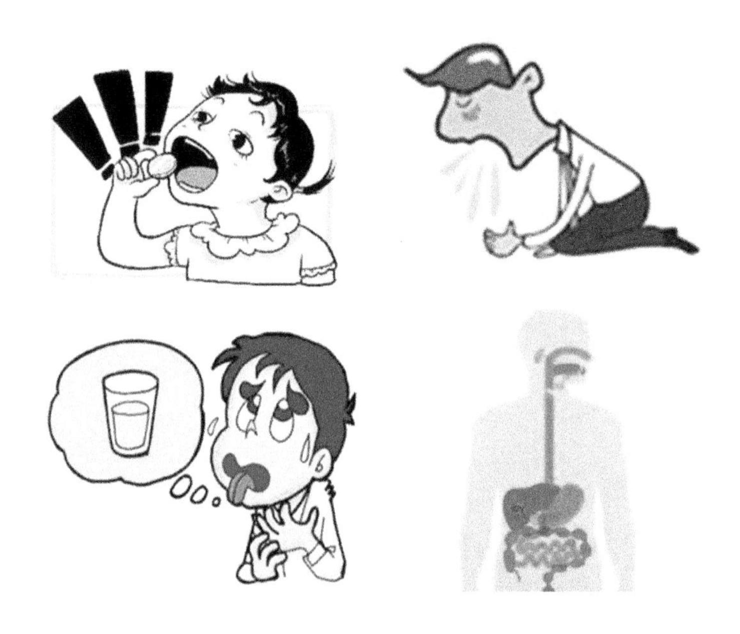

41 如果感觉喉咙有异物应该看什么科，做什么检查？

咽喉属于耳鼻喉科范畴，所以喉咙口(咽喉，梨状窝)有异物均先看耳鼻喉科，耳鼻喉科可以考虑用硬镜取出异物；如果X线片发现颈椎C6-7甚至以下位置(食管入口开始向下)有异物则考虑看消化科，消化科可以用胃镜察看异物情况，根据局部情况决定下一步处理方法。

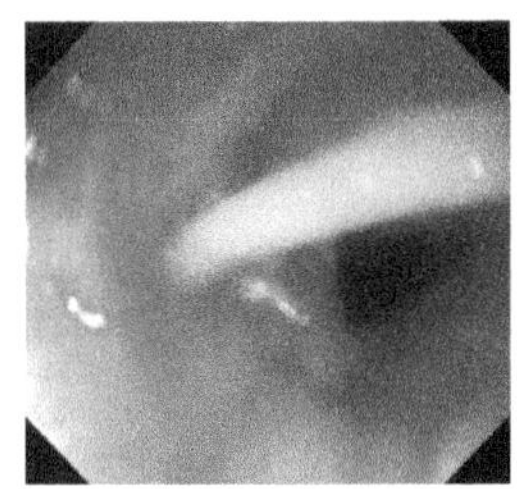
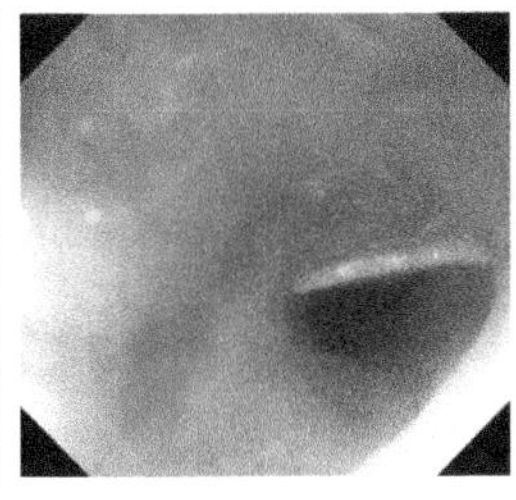
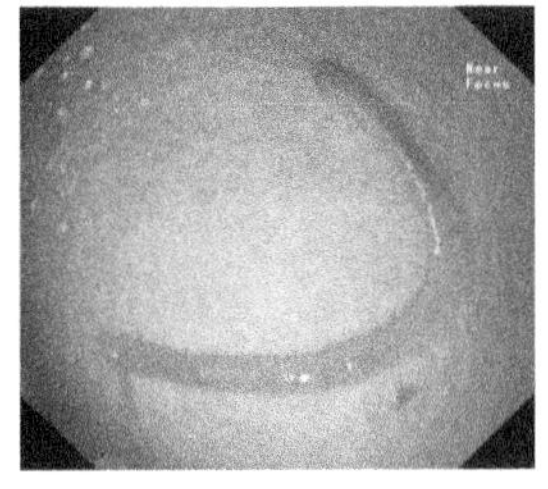

食管异物

42 结肠侧向发育型肿瘤是癌症吗？内镜下还可以治疗吗？

结肠侧向发育型肿瘤不是癌症。结肠侧向发育型肿瘤(laterally spreading tumor，LST)是指直径>1 cm，以侧向生长而非垂直生长为特点的一类特殊的黏膜来源的结肠平坦型病变。但是它具有比息肉状腺瘤更高的恶性潜能，与大肠癌关系密切，所以临床上建议早期处理。

结肠侧向发育型肿瘤可以进行内镜下治疗。传统的外科手术创伤大、费用高，而随着内镜技术的快速发展，内镜黏膜下剥离术（submucosal endoscopic dissection，ESD）已成为首选的治疗。ESD 可以一次性完整剥离病灶，为病理提供完整组织，减少残留及复发，成为>2 cm 病变的首选有效治疗方法。但对于巨大非颗粒型结直肠 LST 则需术前予黏膜下注射或超声内镜等评估其浸润程度，从而减少不必要的内镜治疗。

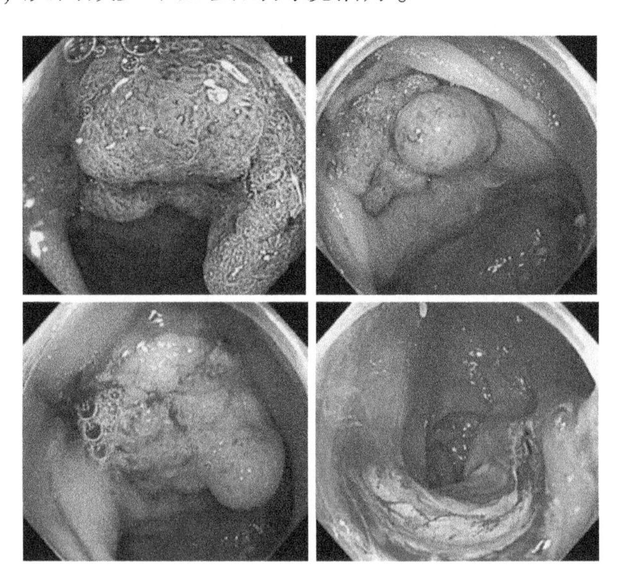

结肠肿瘤内镜黏膜下剥离术

43 病变在小肠，也可以在小肠镜下做手术吗?

目前临床应用的小肠镜主要是气囊辅助小肠镜，包括双气囊小肠镜和单气囊小肠镜。主要用于小肠出血、不明原因腹泻和腹痛、反复发作的不全肠梗阻、不明原因贫血等小肠疾病的诊断和随访。此外，在小肠镜下的手术治疗也正在逐渐开展，如小肠异物取出术、小肠息肉内镜下切除术、小肠出血内镜下止血术、小肠狭窄内镜下扩张术及支架置入术、特殊解剖状态下的内镜逆行胰胆管造影术等。

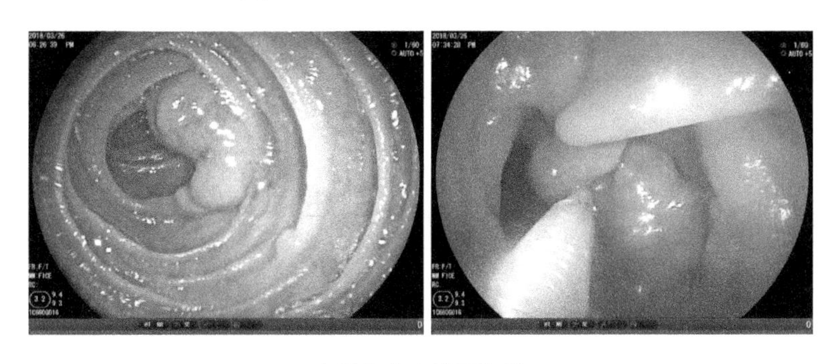

小肠息肉内镜下切除

44 得了胆管结石可以不做外科开腹手术吗?

逆行胰胆管造影(ERCP)下行胆管取石是治疗胆总

管结石的首选方式。其中括约肌小切开术联合内镜下乳头大球囊扩张术是胆总管大结石的一线治疗方法，能取出90%的大结石，减少对机械碎石术的需求。目前这种微创手术逐渐取代了外科开腹手术，具有创伤小，并发症少，经济，患者恢复快等优点。

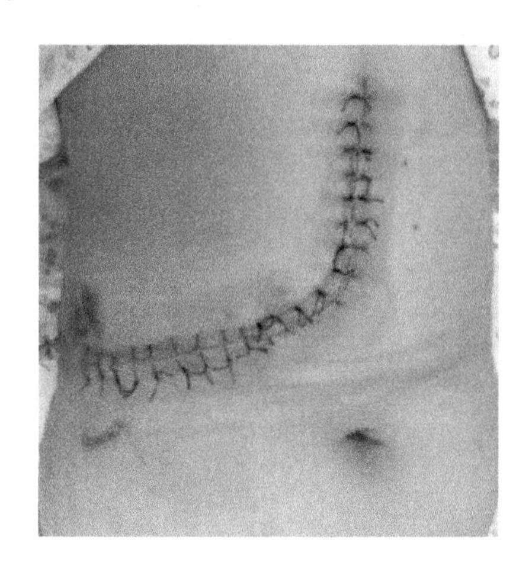

45 胰腺假性囊肿只能选择外科手术吗？有没有更经济，创伤更小的办法呢？

胰腺假性囊肿(PPC)多为由急、慢性胰腺炎症和胰腺外伤等引起的局部并发症，多无症状，早期也无须治疗，近一半的胰腺假性囊肿可在形成后6周内无须任何治疗而自行吸收，但当症状明显、囊肿较大(超过6 cm)、囊肿体积短期内快速增大以及出现并发症时则需及时治疗。具体可参考如下：①出现腹痛症状，且发病时间超过4~6周；②胃流出道或肠道梗阻；③胆道梗阻；④囊肿进行性增大；⑤伴发感染，而囊肿大小、部位和范围已经不作为处理的主要标准。胰腺假性囊肿以往多采用外科开放手术或经皮穿刺引流进行治疗。随着介入性超声内镜技术的发展，内镜超声引导下新型蕈型覆膜金属支架引流不断应用于胰腺假性囊肿治疗中，内镜超声引导下引流治疗具有微创、痛苦小、治疗效果好、住院时间短、住院费用较低等优势，目前已取代传统的外科手术，成为治疗的首选。

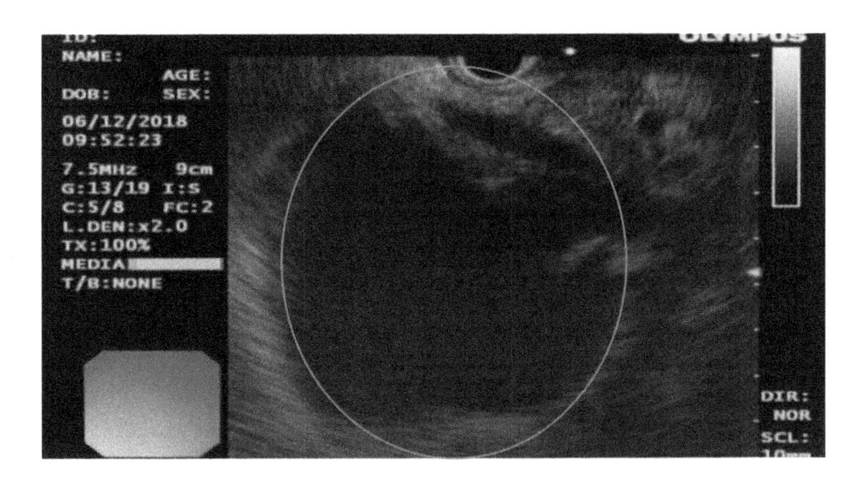

超声内镜下胰腺假性囊肿

46 消化内镜手术的切口或创面一般多久才能愈合？怎么知道伤口有没有愈合呢？

消化内镜手术的切口或创面愈合的时间视病变的部位、大小及内镜手术方法的不同而不尽相同，直径小的胃肠道息肉采用电凝或圈套切除的，一般伤口小，不易出血，7～10 天愈合；病变较大的 ESD 术伤口完全愈合一般需 4~6 周甚至更长时间。内镜手术出血包括术中出血和迟发性出血。术中出血可以使用各种电刀、电凝止血钳或金属夹止血，如果大便带血或有呕血、黑便等现象，伤口或创面有出血的情况，应及时告知医护人员并尽快就医。

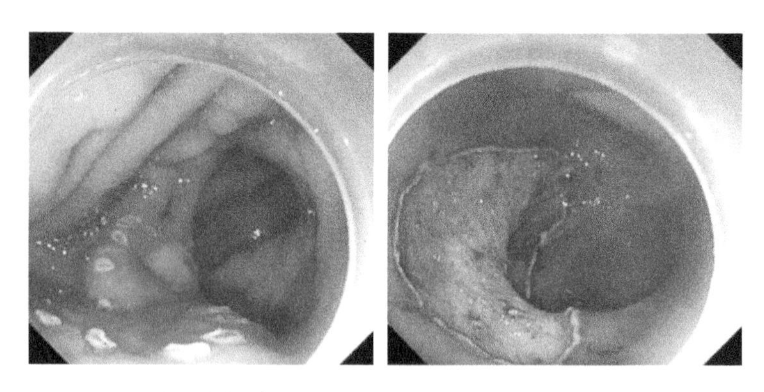

结肠良性肿瘤行内镜黏膜下剥离术前后的创面

47 消化内镜下可以治疗内痔吗?

消化内镜下可以治疗内痔。痔疮是常见疾病之一，痔疮可引发下消化道出血、直肠脱垂和直肠癌等并发症。因此，应该给予积极有效的治疗。目前的治疗方法有内镜下硬化注射术、胶圈套扎术、红外线和外科手术等。既往多采用外科手术切除治疗，如今随着内镜技术的发展，利用内镜胶圈套扎治疗内痔的方法比较容易被临床医生和患者接受。内镜下内痔套扎术(endoscopic hemorrhoid band ligation，EHL)是食管-胃底静脉曲张内镜下胶圈套扎手术的一种拓展方法。其原理是将胶圈结扎于痔核根部，胶圈收缩压迫内痔血管，使内痔供血量减少，从而使其缺血坏死，痔核逐渐脱落，脱落后残留的创面逐渐愈合，从而达到消除痔疮症状的目的。胶圈套扎治疗适用于有出血、脱出症状的痔，Ⅰ、Ⅱ、Ⅲ度内痔及混合痔的内痔部分。内镜下内痔胶圈套扎术与传统外科治疗方法相比，是安全有效的微创治疗方法，治疗过程舒适，基本无痛，治疗效果确切，无严重并发症。

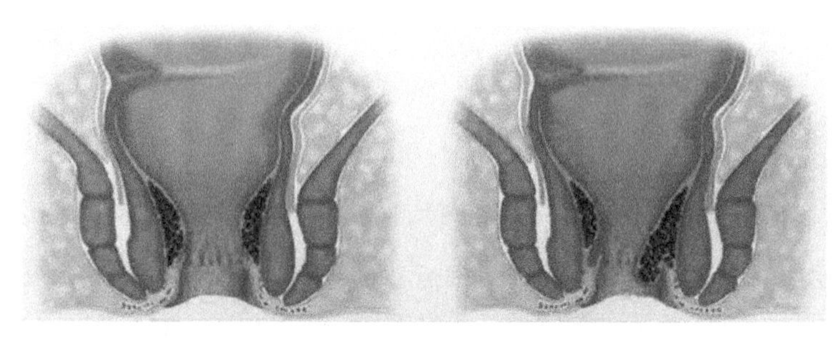

Ⅰ期：有痔核，无脱出　　Ⅱ期：有痔核脱出，能自行还纳

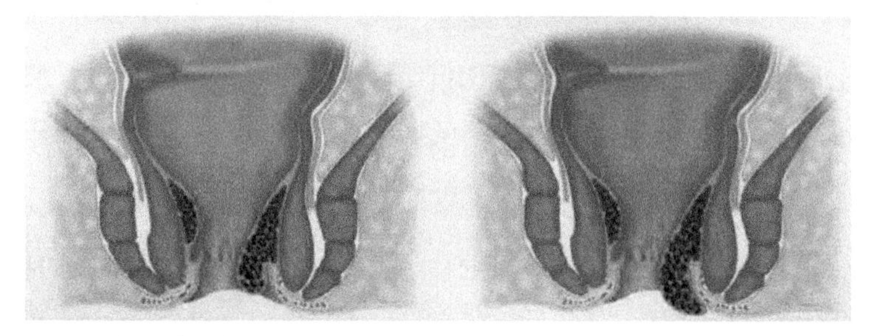

Ⅲ期：有痔核脱出，需手助还纳　　Ⅳ期：痔核脱出，不能回纳

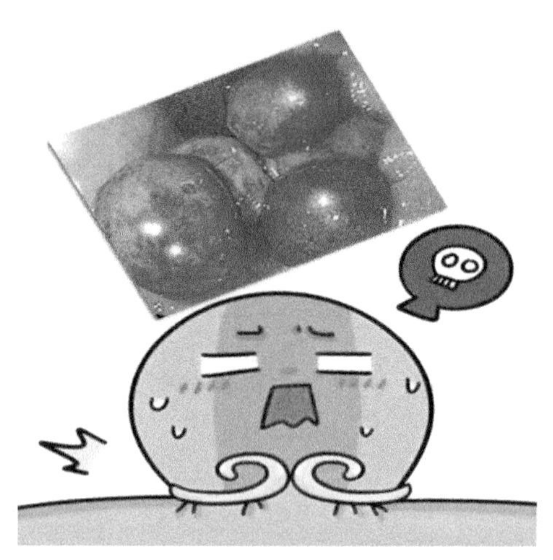

48 体检时发现胃蛋白酶原异常是不是要做胃镜检查？

大量研究发现，血清胃蛋白酶原（pepsino-gen，PG）是胃黏膜发生病变时的“血清学活检”，能够密切反映胃黏膜功能和形态的变化；该指标被认为是预测胃癌前病变的无创指标。相对于胃镜检查，血清胃蛋白酶原检测只需采集一份血标本，更容易被大众接受。胃蛋白酶原Ⅰ、胃蛋白酶原Ⅱ水平及两者比值作为胃癌及萎缩性胃炎筛查的一项血清学指标具有重要的临床意义。染色内镜联合胃蛋白酶原Ⅰ、胃蛋白酶原Ⅱ水平检测有助于进一步提高胃癌及萎缩性胃炎的检出率，有助于早期筛查及预防。若该项指标异常，需听从医生建议，接受胃镜检查进一步明确疾病。

49 急性胰腺炎的病因有哪些？

急性胰腺炎是消化系统常见的危重症疾病。急性胰腺炎是指多种病因引起的胰酶激活后导致胰腺组织的自身消化、水肿、出血甚至坏死，继以炎症反应为主要特征，伴或不伴其他器官功能改变的疾病。临床上以急性上腹痛，恶心呕吐，血、尿淀粉酶以及脂肪酶升高为特点，多数患者病程呈自限性。重症急性胰腺炎患者病死率高。

引起急性胰腺炎的病因众多，在我国主要为胆石症、酒精、高甘油三酯血症。其他病因还包括：奥狄括约肌功能障碍、胰腺肿瘤、药物和毒物、胰腺外伤、高钙血症、血管炎性、遗传性、自身免疫性原因等。经临床与影像、生物化学等检查，不能确定病因者称为特发性胰腺炎。常见诱因为：大量饮酒、暴饮暴食、进食大量荤食等。

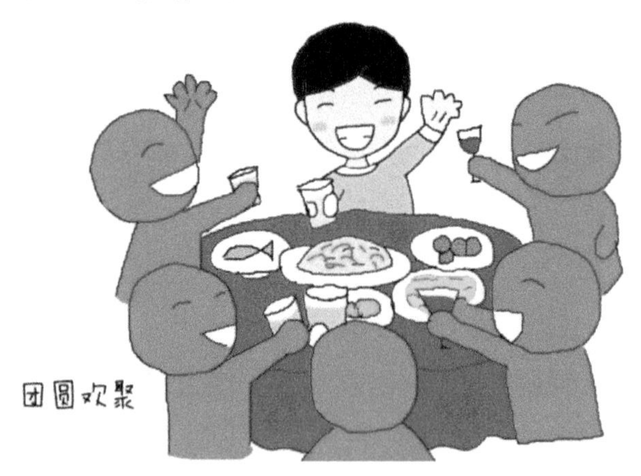

50 急性胰腺炎的危害有哪些?

急性胰腺炎可以造成多系统损害：对消化系统可引起肠梗阻，导致腹痛，恶心，呕吐；对呼吸系统可引起肺泡出血，导致呼吸衰竭；对肾脏系统可引起肾衰竭；对心血管系统可引起心力衰竭，导致心脏骤停，甚至猝死。因此在日常的生活当中，也要学会对急性胰腺炎进行预防，比如养成良好的生活习惯，尽量不要熬夜，要吃清淡饮食，不能暴饮暴食，不能酗酒。

51 急性胰腺炎为什么要放置胃管?

确诊急件胰腺炎后，为了减少胰酶分泌，阻止胰腺炎发展，不论是轻型或重型患者，均应禁食，因为食物刺激可以加重急性胰腺炎的症状。较重患者应放置胃管进行持续的胃肠减压。胃肠减压的目的是通过胃管将胃内的食物残渣和胃液以及肠道积气引流出来，以减轻对胰腺的刺激，减少胰腺的外分泌，缓解患者腹胀腹痛、肠道积气等不适症状。但是禁食时间过长时要加强营养支持治疗，所以还需要将胃肠营养管置入空肠上端，来保障患者的营养供给。

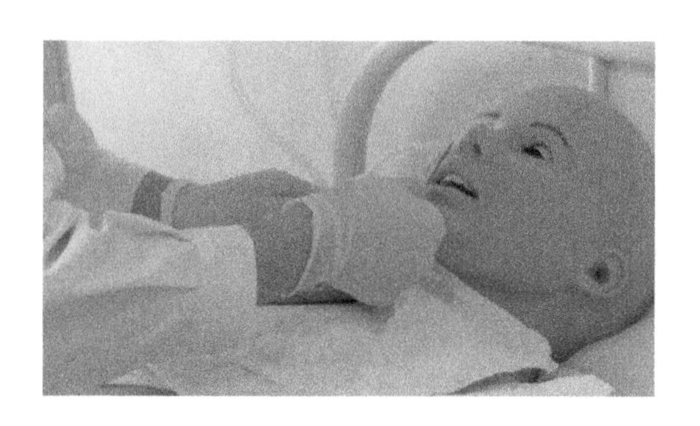

52 大便带鲜血，应该怎么办？

如果大便干结，排便时有滴血或便后手纸上有少量鲜血，甚至偶有出血时呈喷射状，应高度怀疑痔疮。饮酒或吃辛辣食物后症状加重。为了避免误诊，可考虑做肠镜检查来确诊。

53 食物经过多长时间才能被消化？粪便要经过多长时间才能被排出体外？

答：食物被消化吸收时间长短不仅取决于食物的种类和性质，也和胃肠道的功能状态有关。由于食物消化主要是在胃和小肠内进行，食物在小肠停留 3~8 小时，在大肠内的停留时间因人而异，常常随着个人的排便习惯不同而不同，短的只有几小时，长的可达十几小时或更长。因此可以说食物消化一般需 10 小时左右。食物从吃进嘴里到变成粪便排出基本上是 18~20 个小时。

54 大便干结就是便秘吗？

答：不是。便秘在医学上是多种疾病常见的一种症状。其表现为每周排便次数在 3 次以下，粪便呈现干硬状，或是排便费力、排便不尽等。便秘多见于中老年人或长期卧床的患者，对人们的生活质量和身体健康造成一定影响。

55 长期便秘有什么危害？

答：如果长期便秘不去治疗会导致体内粪块长时间滞留在肠道内产生毒素，形成痔疮、面部色素暗沉、皮疹，更会导致患者肥胖。毒素聚集在身体内会引起患者口臭和体臭。有慢性便秘的患者还会引发肛肠疾病，高血压患者如果伴有严重便秘，会使血压上升，严重时会直接导致患者猝死。

56 便秘患者在日常生活中要从哪些方面进行调整?

答：便秘的治疗原则主要是缓解临床症状，促进患者肠道动力及排便功能逐渐恢复。

对于慢性便秘患者来说，养成良好的生活方式具有积极的意义。《中国慢性便秘诊治指南》明确指出，慢性便秘患者应该注意合理膳食、多饮水、适当运动并且养成良好的排便习惯。一是合理膳食，在日常饮食中适当增加高纤维食物的比例，并增加水分的摄入，建议患者每天膳食纤维的摄入量控制在25~35 g，每日饮水至少1.5 L。含膳食纤维丰富的食物包括韭菜、土豆、红薯、西红柿及根茎丰富的绿叶蔬菜，有助于缓解便秘的水果有苹果、香蕉、柚、梨、柑橘、草莓等。二是适度运动，避免久坐。慢性便秘患者开展适度的运动训练有助于增强体质，促进肠道功能，进而有助于改善患者的便秘症状，特别是对于长期卧床的患者以及运动量偏少的老年患者来说，适度的运动更加重要。三是形成良好的排便习惯，通常来说人体的结肠活动在晨醒后以及早餐后最为活跃，因此慢性便秘患者应该尽量在晨醒之后或者早餐之后2小时内尝试排便，不管有没有大便排出，应养成每天定时蹲厕所的习惯，同时在排便的过程中应该集中注意力，不要看手机、看书报等，尽量避免外界因素对患者造成干扰。四是补充益生菌，每天坚持喝 1 瓶酸奶，有利于调节肠道内菌群平衡，缓解便秘。五是使用缓泻剂，在医生的指导下适当服用蓖麻油、番泻叶等。但缓泻剂也不能长期应用，否则会加重便秘的情况。

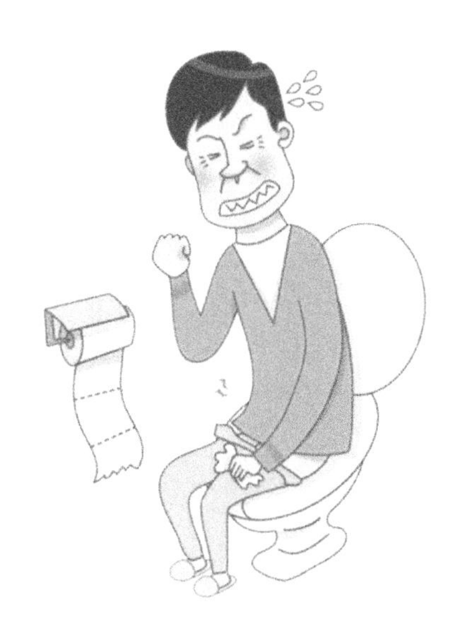

57 便秘患者能长期使用泻药吗？

答：长期服用泻药可引起习惯性便秘，甚至肠黏膜出现黑变，而结肠黑变病会增加结肠癌风险，因此番泻叶虽然是中草药，但是也不能长期服用。建议在平时注意饮食，养成按时排便的习惯。多吃香蕉、蜂蜜促进排便，适当增加体育活动；另外，必要时应及时去专业医院就诊。

58 不小心误服了洁厕剂或空调清洁剂后果严重吗？要怎么处理？

答：洁厕剂和空调清洁剂为强酸性，误服后会造成食管和胃的化学性烧伤。当出现食管、胸骨后和腹部剧烈疼痛时，应立即口服牛奶、豆浆、蛋清等，并尽快送医院急救处理，应注意不能催吐、洗胃和洗肠，以免造成消化道大出血或胃肠穿孔等严重后果。

59 长期吸烟对胃有什么伤害？

答：吸烟会减少胃黏膜的血流，损伤胃黏膜的保护屏障，导致胃酸和胃蛋白酶对胃黏膜上皮细胞的侵袭作用加强，造成活动性的炎症、糜烂，甚至形成溃疡。烟草中含有的煤焦油等物质，在胃内可以被吸收，直接破坏胃黏膜以及黏液层的完整性，损害患者胃黏膜的上皮细胞，使胃黏膜的屏障功能减退，所以吸烟对于胃的伤害不小，在日常生活当中一定要注意，最好戒烟。

60 长期饮酒对胃有什么伤害？

答：长期饮酒对胃会有一定的伤害。酒是一种辛辣刺激性的饮品，如果长期大量的喝酒，会对胃黏膜造成损伤，从而导致胃炎以及胃溃疡等疾病。长期饮酒除了会对胃造成伤害之外，对肝脏的损害也比较大，容易导致酒精肝、肝硬化等疾病，还会引起消化不良等症状。建议平时生活中尽量少喝或者不喝酒，日常生活饮食要规律，避免暴饮暴食，适当多吃些新鲜蔬菜、水果。

61 慢性胃病患者喝茶有什么注意事项？

答：慢性胃病患者禁饮浓茶。因为饮浓茶时，茶中的茶碱可刺激胃黏膜，使胃酸及胃蛋白酶分泌增加，引起胃黏膜损伤，加重胃溃疡和慢性肥厚性胃炎的病情。饮茶时还要注意：饮茶不可过量：饮茶过多可增加胃的负担。饮茶宜在早饭后 1 小时进行，下午宜饮淡茶，避免对胃的刺激；餐前 1 小时停止饮茶，以免冲淡胃液而影响胃的消化功能。饮茶要适度：泡煮过久的茶，茶中的鞣酸溶出过多，会使胃黏膜收缩而影响食欲。饮茶要适宜：睡前、空腹不宜饮茶，餐后不宜马上饮茶，服用补品、滋补药期间避免饮茶，切勿用茶水送服药物，不可饮隔夜茶，以免影响胃的养护。

62 为什么说吃饭吃到七八分饱就可以了？

答：日常饮食习惯是影响人的身体健康的重大因素之一。人体对食物的消化、吸收、输送主要依靠脾胃来完成。进食恰到好处，则脾胃消化、吸收功能正常，人体能够及时得到营养供应，保证各种生理功能活动。过饥或过饱对人体健康都是不利的。吃得太少，不利于营养物质的摄入；吃得太饱，会加重胃和肠道的负担，易造成营养过剩，从而使心脑血管疾病、糖尿病、脂肪肝、肥胖症等“富贵病”的患病几率大大增加。所以说吃饭吃到七八分饱才会更健康。

63 为什么说睡前吃东西不利于身体健康？

答：睡前 2~3 个小时尽量不要吃东西，因为吃下的东西需 4 个小时以上才能完全消化，入睡后机体代谢减慢，胃里还有没完全消化的食物，对胃来说是种负担。睡前吃得太饱还影响睡眠，如果睡前实在觉得饿，可以

下进行规范化的治疗，并定期复查胃镜。有长期慢性胃溃疡病史、年龄在 45 岁以上，粪便隐血试验持续阳性，经内科规范化治疗溃疡顽固不愈者应高度警惕胃癌的发生。

68 “口臭”与幽门螺杆菌感染有关系吗?

答：幽门螺杆菌感染会有很多临床表现，其中很重要和很常见的临床表现是口臭。除了口臭之外，可能还会伴有腹胀、打嗝、消化不良，甚至恶心的表现，这些都跟幽门螺杆菌感染有关。所以当发现自己有口臭时，建议先空腹来医院进行简单的碳 13 尿素呼气试验，以明确是否有幽门螺杆菌感染。明确有幽门螺杆菌感染之后应进行根除治疗，口臭就会得到明显的改善。

69 胃幽门螺杆菌感染与特发性血小板减少性紫癜有怎样的关联?

答：幽门螺杆菌(Hp)感染是人类最常见的感染。除慢性胃炎、胃溃疡、十二指肠溃疡、胃癌等消化系统疾病外，血液系统疾病也被证实与幽门螺杆菌感染相关，包括缺铁性贫血、特发性血小板减少性紫癜、维生素

B12 缺乏症和黏膜相关组织淋巴瘤。以上血液疾病患者的幽门螺杆菌感染率均比正常人高，且进行幽门螺杆菌根除治疗后症状得到不同程度的缓解。Hp 感染可引起慢性免疫刺激，与血小板某些抗原具有相同或相似的抗原表位，从而诱导机体产生血小板自身抗体，引起血小板破坏。因此如果出现不明原因的血小板减少，应检测是否感染了幽门螺杆菌。

70 长期吃阿司匹林为什么会发生胃出血？

答：阿司匹林属于非甾体类药物，被广泛地应用在临床心血管疾病的治疗中，但长期服用的不良反应之一就是导致消化道出血的风险增加。其引起的出血风险不仅与服用剂量有关，还与患者年龄、是否联合服用抗凝药、糖皮质激素等因素有关。其导致消化道出血的原因为：①抑制环氧化酶的活性，进而影响前列腺素合成，抑制氢离子逆向弥散和胃酸分泌的作用减少，导致胃酸分泌增多，从而使胃黏膜受损，引起出血；②抑制血栓素 A2 分泌，抑制血小板凝集，可使原有溃疡再次出血或引起溃疡的复发；③非甾体类药物可直接损伤胃黏膜表面，使血管壁弹性降低，引起消化道出血风险增加。

71 慢性胃炎患者能喝酸奶吗？

答：慢性胃炎患者是否能喝酸奶取决于其病情，具体如下：第一种情况，慢性胃炎发生糜烂出血时，不能喝酸奶，这时饮食也要控制；第二种情况，一般慢性胃炎可以喝酸奶，因慢性胃炎常合并腹胀，还有消化不良等情况，这时喝酸奶可补充益生菌，减少肠道产气、腹部积气症状，减轻患者的腹胀。

72 慢性萎缩性胃炎是不是容易发展为胃癌？

答：慢性萎缩性胃炎是消化系统常见的慢性炎症性疾病，以胃黏膜上皮反复受损导致胃固有腺体萎缩、数目减少，伴或不伴肠上皮化生为主要病理表现，被世界卫生组织确认为癌前病变。慢性萎缩性胃炎是多种因素共同作用的结果，幽门螺杆菌感染是主要的致病因素。此外，慢性萎缩性胃炎还与环境、宿主对幽门螺杆菌感染的反应性、胆汁反流、免疫、遗传、年龄、高盐饮食、吸烟、过量饮酒等因素有关。流行病学资料显示，其患病率随年龄增长而升高，0.1%~0.25%的慢性萎缩性胃炎可进展为胃癌。进展期胃癌的5年生存率不足20%，相反，早期胃癌的5年生存率高达90%~95%，预后良好。因此，早期诊断与及时治疗慢性萎缩性胃炎可降低胃癌的发病率和病死率。

73 慢性胃炎的患者如何进行饮食调理?

答：慢性胃炎的患者饮食宜用蒸、煮、烩、焖、炖、氽的烹饪方法，使食物细软、易于消化；宜选择新鲜的蔬菜和水果，促进铁的吸收；宜食用米汤、马铃薯和牛奶等食物，有助于修复胃黏膜；饮食应规律，细嚼慢咽。忌辛辣、刺激性食物，少食腌制、熏制食品；避免经常食用过凉或过烫食物，避免食用过期食物，以减少对胃黏膜的刺激；忌酒精，长期饮酒可损伤胃黏膜；忌饮食不规律，暴饮暴食或长期饥饿都会引起慢性胃炎的急性发作。

慢性胃炎多有幽门螺杆菌感染，若检测出幽门螺杆菌感染，应进行根除治疗。应注意避免幽门螺杆菌的反复感染，注意饮食卫生，尤其在外出就餐时选择分餐或自助餐。幽门螺杆菌感染存在家庭聚集性，为了预防幽门螺杆菌，应该对家庭成员进行检测和根除治疗。

74 听说柿子吃多了会得“胃结石”，是真的吗?

答：柿子中会有鞣酸，鞣酸是一种多酚类物质，在一定条件下能够与蛋白质结合形成鞣酸蛋白。在胃酸较多的情况下，鞣酸蛋白会与果胶、树胶、纤维素等粘合在一起而形成胃柿石。这种胃柿石会对胃黏膜产生损伤，有压迫胃壁、堵塞肠道的风险。山楂、柿子等食物中含较多鞣酸，在胃酸作用下，鞣酸与蛋白结合形成不溶于水的沉淀物，并将果皮、果纤维或食物残渣黏结积聚形成团块，无法通过幽门排出，如有胃动力障碍则胃石更易形成，且难以排出。

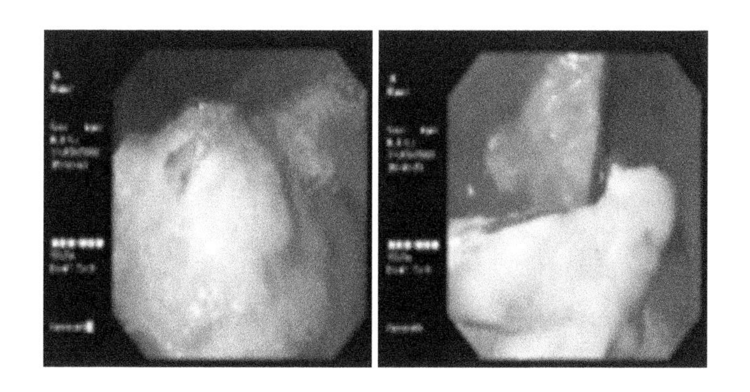

吃柿子时要注意：①不空腹吃、过量吃：根据中国居民膳食指南提示，每天吃一到两个柿子是适量的，不

会引起不良反应。所以如果您是肠道不好的人，每天吃柿子建议别超过两个。温馨提示：糖尿病患者吃柿子后生血糖反应比较快，所以有糖尿病的朋友尽量少吃或不吃。②不要和高蛋白食物一起吃：比如不要和鱼、虾、奶、螃蟹、豆浆等高蛋白食物一起吃，高蛋白的东西在鞣酸的作用下，很容易凝固成块，生成结石。

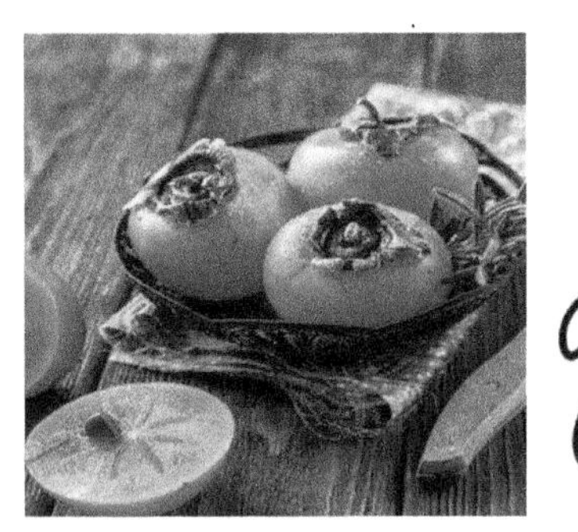

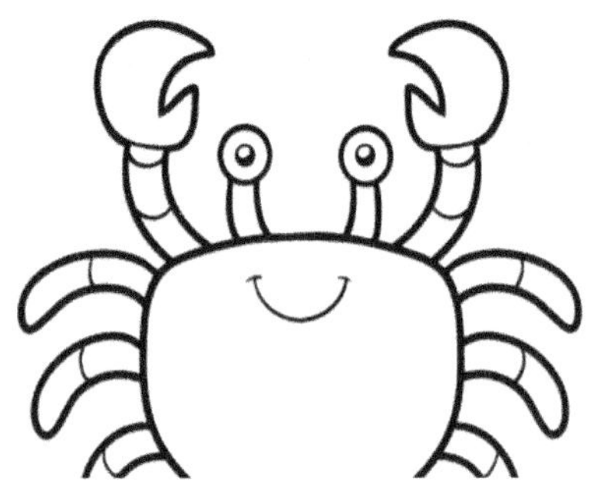

75 得了胃结石喝可乐有效吗？

答：据报道，可口可乐具有溶解胃石的作用，其作用机制是胃液中的碳酸氢钠与可口可乐中的二氧化碳（CO_2）共同作用的结果，碳酸氢钠（$NaHCO_3$）有黏液溶解作用，而二氧化碳气泡可透过胃石表面消化其内的纤维物。可口可乐的酸碱度（pH＝2.6）接近正常胃液，酸性物质本身也有消化纤维性物质的重要作用。

76 得了胃结石要怎么治疗?

答:胃结石分为植物性胃结石、动物性胃结石、药物性胃结石和混合性胃结石 4 类。多数胃结石是植物性胃结石,为进食山楂、柿子所致。胃结石常规的治疗方法包括使用抑酸或抗酸药物、胃动力药物、酶制剂及胃镜下治疗。对于成石在 3 天以内者,可给予可口可乐口服治疗,但对于成石时间较长者(≥4 天),胃结石往往致密坚硬,可口可乐难以渗入胃石内发挥作用,建议首选胃镜下机械碎石。内镜下可通过活检钳或异物钳、圈套器、胃石碎石器直接让胃石破碎然后取出;对于胃结石引起的症状应积极处理,一旦结石移行至肠道引起肠梗阻症状,则需进行胃肠减压,补液及维持水电解平衡等处理;对于巨大胃结石内镜下无法治疗的情况还需手术治疗。

77 为什么酗酒和暴饮暴食容易诱发急性胰腺炎?

答:大量饮酒和暴饮暴食均可导致胰液分泌增加,并刺激 Oddi 括约肌痉挛,十二指肠乳头水肿,使胰管内压增高,胰液正常排出受阻,继而诱发急性胰腺炎。另外，长期饮酒，乙醇对胰腺具有直接的毒性作用，慢性乙醇刺激可促进胰腺分泌物沉淀，形成蛋白栓，导致胰液排泄障碍，从而诱发急性胰腺炎。

78 慢性胰腺炎的患者饮食上要注意什么？

答：慢性胰腺炎的患者要注意少食多餐，避免暴饮暴食及过饱饮食的情况，忌烟酒、浓茶、咖啡等，以容易消化的清淡饮食为主，避免油炸油腻、辛辣刺激、生冷、过甜过酸以及肉类等不容易消化的食物，不吃高脂肪饮食如蛋黄、肥肉、动物内脏等。慢性胰腺炎的患者还要注意适当休息，避免过度劳累与熬夜，保持心情愉悦，避免精神过度焦虑与紧张。

79 患有胆囊炎，饮食上要怎么注意呢？

答：胆囊炎急性发作的时候表现为上腹部饱胀不适、疼痛、发烧等症状，急性发作期，饮食宜清淡，不能吃肉类及高脂肪饮食。平时有慢性胆囊炎的患者，饮食也尽量以低脂肪、低蛋白、易消化的食物为主，尽量采用蒸、煮、炖的方法，宜清淡，尽量少吃煎炸油腻食物、熏制品。吃易消化的蛋白质，每天50g。勿吃肥肉、动物脑、肾、蛋黄、油炸食物、辛辣食物。饮食应规律，宜定时定量，少吃多餐，不宜过饱；不可饮酒，宜多吃萝卜、青菜、豆类、豆浆等。

80 胆结石的患者日常生活要注意些什么？

答：一要多吃富含维生素 A 的食物，如绿色蔬菜，胡萝卜，番茄，白菜等，平时应多吃些香蕉、苹果等水果。二要用植物油炒菜，所吃的菜以炖、烩、蒸为主。三要常吃些瘦肉，鸡，鱼，核桃，黑木耳，海带，紫菜等。四要多吃些能促进胆汁分泌和松弛胆道括约肌，有利胆作用的食物，如山楂，乌梅，玉米须(泡茶慢慢喝)。五要养成吃早餐的习惯，不可空腹的时间太长。六要经常运动，防止便秘；控制体重，避免肥胖。

81 胆道蛔虫病是怎么回事？

答：胆道蛔虫病是蛔虫钻入胆道引起的疾病。蛔虫由肠道进入胆总管、肝内胆管和胆囊引起急腹症统称为胆道蛔虫病。临床主要表现为突然发作的腹痛，疼痛以剑突偏右侧阵发性绞痛为特点，可有钻顶感，腹痛常放射至右肩或背部，可伴有恶心、呕吐或吐出蛔虫，患者常坐卧不安、脸色苍白、大汗淋漓，腹痛间歇可安然无恙。伴有胆管感染时，可表现为寒战、发热和黄疸。若继发胆道感染、化脓性胆管炎、胰腺炎等并发症时，可危及生命。胆道蛔虫病的发病与卫生条件相关，主要经消化道传播，好发于5~9岁儿童、农民、孕妇，故日常生活应保持良好的卫生习惯，做到饭前便后洗手，不吃不洁的水果蔬菜，避免蛔虫感染。

82 胆道蛔虫病要如何治疗？

答：若普通人群出现右上腹阵发性钻顶样剧烈绞痛，放射至右肩或背部，且出现恶心、呕吐等症状，或伴畏寒、寒战、发热时应及时就医，尽快确诊。胆道蛔虫病的治疗：①解痉止痛：对于出现的急性腹痛症状，首先应给予解痉止痛药物，必要时可加用杜冷丁止痛处理。②利胆驱虫：常用驱虫剂有阿苯达唑、左旋咪唑等。③抗继发感染治疗。如果出现胆道感染症状，可选用对肠道细菌及厌氧菌敏感的抗生素来预防和控制感染，如头孢类、喹诺酮类抗生素。④手术治疗：经非手术积极治疗未能缓解，或者并发胆管结石、急性梗阻性化脓性胆管炎、肝脓肿及重症胰腺炎等，可行胆总管切开探查、T形管引流术。术中可应用胆道镜检查，取出虫体，引流胆道。术后病情稳定时仍需服用药物进行驱虫治疗，防止胆道蛔虫病复发。⑤其他治疗：若有并发症者同时应纠正水、电解质紊乱，控制继发细菌感染及进行营养支持。

83 什么是胃食管反流病?

答：胃食管反流病是指胃内或十二指肠内的物质反流进入食管而引起的烧心和反流症状，也可影响咽喉和气道。该病可分为三种类型：反流性食管炎、非糜烂性反流病和 Barrett 食管。其中，非糜烂性反流病最为常见。胃食管反流病最常见的症状是反流和烧灼，很多患者因为反流或烧心前来治疗。除了最主要的症状外，吞咽不畅、胸骨后不适、胸闷等也是反流的表现。食管外症状有咽部症状，如患者有咽部异物感；还有耳朵不舒服、口腔不舒服、蛀牙严重等表现。胃食管反流病的危险因素包括吸烟、肥胖、年龄、饮酒、服用非甾体类抗炎药、社会因素、心身疾病和遗传因素等。

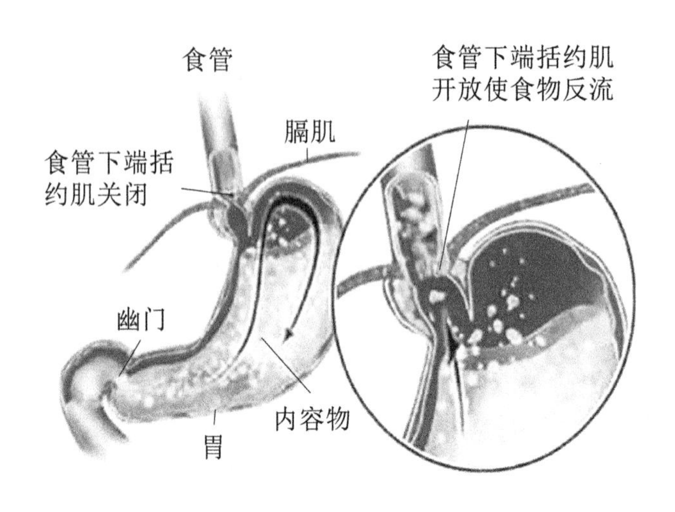

84 胃食管反流病患者日常生活中要注意些什么?

答：胃食管返流病患者日常生活中应注意：①饮食宜以清淡易消化为主。要减少可以刺激胃酸分泌增高的因素，要减少每餐脂肪的摄入量，避免吃巧克力、甜食、辛辣食物、烟酒、浓茶、咖啡、可乐、柑橘饮料、番茄汁等。还要戒烟戒酒。餐后不能马上平卧和剧烈运动，不要弯腰，要保持直立体位，以减少反流。②避免腹压增高的因素。胃食管反流病患者勿穿紧身衣服、裤带不要太紧，避免用力提重物，避免使腹内压增高的体育锻炼如举重、引体向上、俯卧撑等。可以选择打太极、散步、瑜伽等运动。平时不要进食过饱、积极治疗便秘，慢性咳嗽等可诱发腹压增加的疾病。③别吃太饱或太晚。胃食管反流的患者吃得太饱，会给胃造成很大的压力，会让反流的情况更加严重，晚上如果不饿的话，尽量不要吃东西，如果饿了的话也不要吃太多，因为晚上胃食管反流的情况一般会比较严重，躺下的时候会经常反酸水。④调整生活方式是胃食管反流病患者的基础治疗手段，包括减肥、戒烟、抬高床头；减肥可明显减少胃食管反流病患者的症状，戒烟能减少正常体重患者的反流症状；戒烟有助于减轻反流症状和每日反流次数；睡眠时抬高床头，保持 30°的角度可以减少反流；晚上不要熬夜，要作息规律，不能长时间玩手机、电脑。⑤胃食管反流病患者要足量足疗程治疗，不可随意减药或停药。

85 巴雷特食管会不会演变为食管癌？

答：现有证据表明，巴雷特食管有发展为食管腺癌的风险，随访有助于早期发现异型增生和早期癌。内镜检查和活组织检查监测巴雷特食管是目前唯一证据相对充足的随访方法。对于不伴有异型增生的巴雷特食管，美国、英国和亚太共识推荐的随访间隔时间均为 3 ~ 5 年，但亚太共识同时认为此类患者内镜随访的获益并不明确。伴有低级别异型增生的巴雷特食管患者，应予以密切随访，或进行内镜下切除或消融治疗；合并高级别异型增生的巴雷特食管和早期食管腺癌患者，可考虑行内镜下切除治疗，但需要对病变浸润深度、淋巴结转移风险等进行综合评估，不符合内镜下治疗指征的可考虑外科手术治疗。

86 “如梗在喉”是什么病？有哪些症状？

答：生活中少数人总会觉得有东西或团块堵在咽喉部，引起胀满、受压或阻塞等不适感，患者常常因此而焦虑，甚至寝食难安，去医院就诊，而食管镜和直接喉镜检查却发现咽食管部没有任何器质性病变或异物，这种情况为癔球症。医学上癔球症是指持续或间断发作的咽喉部非疼痛性团块感或异物感，感觉发生于两餐之间，无吞咽困难或吞咽痛，具有难治性、易复发和多种症状重叠等特点，属于典型的心身疾病。患者常伴发焦虑、抑郁和睡眠障碍，严重影响生活质量。

87 癔球症的临床表现有哪些？

消化系统症状：癔球症多表现为持续或间歇发作的咽部非疼痛性异物感、团状堵塞感，有时有特殊的咽下困难感，经常做吞咽动作以解除症状，但无咽喉疼痛和吞咽困难。患者具有难治性、易复发和多种功能性胃肠病症状重叠的特点。

情绪和行为症状：研究发现，患者可出现全身多个系统自主神经功能失调症状，如头痛、头晕、睡眠障碍、心悸、胸闷、呼吸困难等不适；有不明原因的心神不定、烦躁不安、担心害怕，甚至出现濒死感和窒息感。部分患者因症状迁延不愈反复就医，出现疑病和恐癌心理而加重思想负担。

88 "臆球症"要如何治疗？

答：目前，对于癔球症强调消化科、耳鼻喉科、中医科、心理医学科等多学科诊疗，以缓解症状及焦虑抑郁情绪，改善生活质量和减少复发为主要目的，近年逐步形成了包括抗焦虑抑郁疗法在内的阶梯疗法及其多学科诊治流程，并可联用中药、针灸或经皮穴位电刺激等疗法。

如何预防：

(1)咽部异感症的患者不要过分恐慌，去医院检查以排除肿瘤，平时保持心情开朗。

(2)给予细心开导，解除思想顾虑，增强信心。

(3)加强体育锻炼，增强体质，或用咽喉部的导引法进行锻炼。

只有在生物、心理、社会医学模式的角度上，采取综合治疗方法，方可收到较好的效果。

89 神经性厌食是怎么回事?

神经性厌食症(anorexia nervosa)又称为“厌食症”，是一类在青少年及成人时期罹患的以刻意减少食量、明显消瘦且伴有心理、行为异常为特征的精神疾病，患者常暴食或暴食后呕吐，导致体重持续偏低，其他一些伴随症状包括体像障碍，对过低体重的不切实际的向往及对肥胖的极度恐惧。据资料显示，女性患者的发病率比男性患者高。

神经性厌食症患者常极度消瘦、营养不良、内分泌紊乱、皮下脂肪减少、血压及体温过低，可因低蛋白血症出现全身水肿，或因进食减少出现低血糖反应，严重者出现恶病质状态、凝血功能障碍、电解质紊乱、多器官衰竭从而危及生命，部分患者因严重抑郁而自杀死亡。

当前，神经性厌食症的主要治疗方法为心理教育、行为治疗、营养治疗、药物治疗、家庭治疗。

90 神经性厌食症的早期表现有哪些？

答：神经性厌食症早期起病隐匿，当出现以下早期症状时，提示有可能发展为神经性厌食症。

(1) 跳餐：患者常表示"不饿或已经吃过了"；

(2) 过度关心体重：每日频繁测量体重；

(3) 饮食习惯改变：如不吃主食，或只吃低脂肪、低热量食品；

(4) 经常抱怨自己的身体形象和/或体重；

(5) 锻炼失控：每日进行高强度且长时间体育运动。

91 神经性厌食症能自愈吗？

答：不能。在发病初期，当患者仅有厌食症状时，心理教育、行为治疗、家庭治疗可能起作用，但随着病情进展，精神科共病出现，则需使用精神科药物改善患者症状。当患者症状极为严重，体质量极低、闭经且出现严重的精神科共病甚至自杀、冲动毁物、自残行为时，药物疗效极为有限甚至无效。

预后好的指标是病程短、起病年龄早。而患者起病年龄晚、病程长、有严重的躯体并发症及家庭关系紊乱等因素是神经性厌食症预后不佳的指征。

92 神经性厌食症的患者家庭日常生活有哪些注意事项?

答：神经厌食症的患者日常家庭生活中应注意：

(1)治疗成功的关键是，父母早期学会应对该疾病的经验和技巧，可以管理好患者的饮食和体重。因此，父母需要及早咨询专业人员，学会正确合理地应对疾病。

(2)家庭成员共同制定治疗方案，建立良好的进食模式，家长有责任监管孩子的饮食和行为，指导子女进行正确的饮食和运动，确保体重恢复。

(3)家属应建立良好的家庭关系，促进家庭关系和睦。家庭成员之间应学习恰当表达情感：当内心存在矛盾或应激状态时，家属应该鼓励以合理的表达方式表示需求、宣泄情绪。

(4)家属应帮助患者理解恢复进食和增加体重的必要性，树立正确的审美观念并且提高对疾病的认知。在治疗中，家人应注意区分对青春期孩子的教育管理和对疾病的理解和接纳。当面对患者提出的不合理要求时不可过分迁就，同时也不可全盘否定和粗暴拒绝。

(5)家属严密观察患者情绪及行为，面对患者拒绝食物摄入等行为，家属应当耐心和坚定，对患者表达出的自伤自杀等过激行为，应冷静评估，果断采取保护措施或送医。

(6)日常生活管理：患者应当树立正确的审美观。

(7)提高自身精神修养，合理宣泄情绪：患者应多参加社交及文体活动，结合心理疏导治疗，积极改善认知。

93 为什么人在精神压力大时会出现食欲减退？

答：食欲是一种想进食的生理需求，其调控中枢位于下丘脑的摄食中枢和饱食中枢，各种神经、体液、精神心理及进食等因素可影响摄食中枢。当人处于劳累、紧张、精神压力大的状态下，容易导致体内神经-内分泌的失调，进而影响摄食中枢，导致食欲减退或食欲缺乏，而且情绪烦乱、厌烦或不愉快；而少部分人在压力大的情况下偶尔会出现食欲亢进的表现，出现控制不住地进食，进食以后会使压力感短暂地减轻。因此，日常生活中，应减轻精神压力，适当进行体育锻炼，合理调整饮食结构，关注自身健康状况，若有不适应及时就诊治疗。

94 什么是消化不良?

答：消化不良是指源于胃、十二指肠区域的一种或一组症状，其特异性的症状包括餐后饱胀、早饱感、上腹痛或上腹烧灼感。经检查排除可引起这些症状的器质性、全身性或代谢性疾病时，这一临床症候群便称为功能性消化不良。有消化不良症状的患者大约70%是功能性的，功能性消化不良是临床上常见的一种功能性胃肠病，已成为影响现代人生活质量的重要疾病之一。

消化不良好发于以下人群：①不吃早餐人群，不吃早餐可使胃黏膜受损，影响消化。②经常暴饮暴食人群，长期暴饮暴食可使胃的负担加重，造成消化功能异常。③加班族，该类人群精神压力大、长期饮食不规律。④餐后习惯运动人群，若餐后间隔时间过短就开始运动易导致胃下垂，影响消化功能。⑤生理机能衰退的老年人，由于患者生理机能减退，导致胃肠道功能不好，最终出现消化不良的症状。⑥紧张、焦虑、抑郁状态的人群，长期处于紧张焦虑的状态容易使人出现应激性消化不良。

95 消化不良有哪些症状？

答：消化不良的典型症状有：餐后饱胀、早饱感、上腹痛、上腹烧灼感。其他症状：胃排空延迟的患者可以出现恶心、呕吐，不少患者同时伴有失眠、焦虑、抑郁、头痛、注意力不集中等症状。当出现上腹部疼痛、上腹部饱胀不适、胃部烧灼感等消化不良表现时，早发现、早诊断、早治疗对于改善症状及发现消化系统其他器质性病变非常重要，尤其有吞咽困难、呕血、黑粪、贫血、体重下降、发热等症状者，更应该尽快就医，明确诊断。

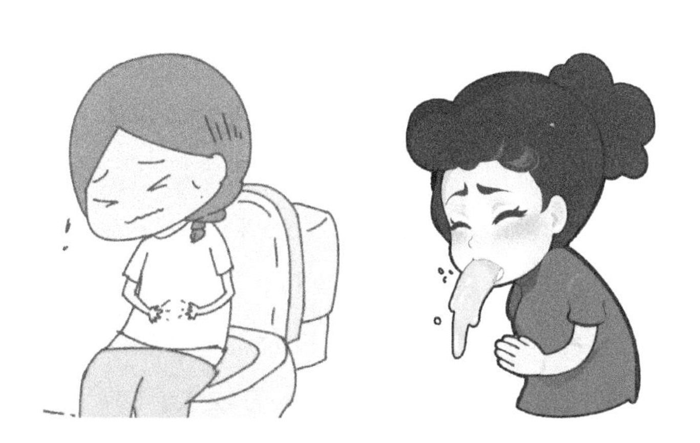

96 胃下垂有什么症状？要怎样治疗？

答：胃下垂是以腹胀、恶心、嗳气及胃痛等为主要临床表现的胃部疾病。该病的发生多是由于膈肌悬吊力不足，肝胃、胃膈韧带功能减退而松弛，腹内压下降及腹肌松弛等因素，加上体型或体质等因素，使胃呈极低张的鱼勾状，即为胃下垂所见的无张力型胃。以 30～50 岁患者多见，女性多于男性。胃下垂轻症患者多数没有特别明显的症状，但部分重症患者容易出现以下典型症状：①腹胀及上腹不适：患者会出现腹部饱胀感，由于胃周围韧带的牵拉，上腹部出现不适。②恶心、呕吐：吃饭过快时食物来不及消化，胃内容物过多引起胃的牵拉作用加大，出现恶心、呕吐。③便秘：胃下垂易引起横结肠下垂，使得升结肠、降结肠与横结肠的解剖位置发生变动，食物通过缓慢，引起便秘。④腹痛：餐后患者胃内容物增多，胃的周围牵拉作用加强，引起腹痛。同时可能会伴随消瘦、乏力，以及部分患者因腹痛、进食后各种不适导致的精神心理压力较大，会产生头痛、失眠、焦虑以及抑郁等精神症状。

胃下垂是比较常见的疾病，该病以预防为主，症状较轻者平时应多注意加强营养，定时、定量进食；而症状严重患者可以通过药物、针灸及手术方式进行治疗。外科手术后要合理地调整饮食结构及生活习惯。

97 缩胃手术减肥靠不靠谱?

答：缩胃手术全称为腹腔镜缩胃手术，又名袖状胃切除手术（laparoscopic sleeve gastrectomy）。缩胃手术的原理是利用腹腔镜把胃切除一个部分，使胃部形成一个小的胃囊，这样使得胃的容积减少，从而能有效减少食量，最终可以达到减肥的效果。缩胃手术通过腹腔镜就可以完成，它的好处是不需要在体内置入外来物，而且手术的减肥成效显著；也不改变胃肠道的生理状态，不干扰食物的正常消化、吸收过程。缩胃减肥手术的危害：①缩胃手术后，胃部变小了很多，患者一旦摄入了过多的食物就容易出现恶心、呕吐。②缩胃手术后，吃东西少了，摄入的营养物质也变少了，长时间如此可能会出现营养不良。所以，一般情况不建议以缩胃手术进行减肥，健康的减肥方式应该是通过适当控制饮食且配合运动进行。

98 做了“胃造瘘”，居家期间要如何进行护理？

答：胃造瘘术后应：①注意保持腹壁伤口的洁净，防止感染。应定期清洁、消毒造瘘管周围皮肤，并特别注意保持干燥。②注意保持造瘘管的适当松紧度：过松易于出现胃内容物沿管侧向腹壁渗出；过紧则易于造成局部缺血，进而出现红肿，甚至局部组织坏死等情况。③注意保持管腔通畅。每次注入食物后应用清水灌洗管腔，两餐之间的间歇期应给予温开水冲洗以确保其通畅。

患者行胃造瘘后进食主要是通过胃造瘘管，把具有营养的物质送到胃内，一般情况下以富含营养的流质如各种炖汤、果汁、米浆等食物为主。比较稠厚的含纤维素比较多的食物容易引起造瘘管的堵塞，所以应以高营养，流质、半流质饮食为主，每一次管饲饮食后要冲管。

99 胃造瘘管多久换一次？

答：进行肠内营养的造瘘管应每 4~6 周更换 1 次。胃造瘘管有橡胶或硅胶材质的，造瘘管的更换应根据产品说明书的建议时间更换。如果造瘘管出现破裂、断管的情况或造瘘管周围有渗漏等情况应及时去医院更换。

100 食管狭窄置入食管支架后，饮食上有哪些注意事项？

答：支架置入术后若饮食不当可发生再狭窄或支架移位等。饮食注意：①食管支架置入术并食管扩张术术后患者至少禁食4~6小时，6小时后若无胸闷、恶心、呕吐等不适症状可进食少量温热的流质，通常进食稀粥或米汤，禁食牛奶、豆浆等甜的汤汁，以免引起胃肠胀气。术后次日逐渐过渡到半流质饮食，仍以粥和烂面条为主。②食物温度在40~50℃，避免过热及冷饮，以防支架收缩移位、变形或脱落，支架置入3天后可进软食，鸡蛋羹和剁碎的蔬菜也可。1周后饮食量可逐渐递增，循序渐进，根据患者的食量和个体情况来定；1个月后可进普通饮食；餐后多饮水，以清洁残留于支架上的食物，防止食物堵塞食管。③患者进食后取半卧位或卧位1小时。夜间睡眠应将床头抬高15°~30°，以避免食物反流。

101 得了贲门失弛缓症有哪些内镜下治疗方法？目前治疗贲门失弛缓症的最好方法是什么？

答：贲门失弛缓症的内镜下治疗包括：内镜下球囊扩张术、内镜下支架置入术，内镜下肉毒素注射术和经口内镜下贲门肌切开术。内镜下球囊扩张术一种操作简单、费用低、安全有效的治疗方法，适用于贲门失弛缓症患者的最初治疗。内镜下肉毒素注射术在一段时间内能缓解吞咽困难的症状，但这种治疗方法疗效维持时间较短，约50%患者6~24个月复发或需要再次治疗。内镜下支架置入术虽能在一定程度上降低食管下端括约肌张力，缓解吞咽困难，但部分患者术后出现反流性食管炎、支架移位或脱落等并发症，而且金属支架刺激肉芽组织增生，导致支架无法回收，目前临床上并不作为常规治疗方法。经口内镜下贲门肌切开术是近年来开展的一项内镜微创新技术，具有安全、疗效确切，痛苦小、住院时间短、花费低等优势，目前已成为内镜下治疗贲门失弛缓症的首选方法。

102 食管测压是怎么做的？会很难受吗？

答：食管测压是诊断食管动力疾病的一种重要方法。食管测压的方法如下：将测压导管放入胃内，然后缓缓牵拉测压导管，观察电脑显示屏上食管压力图形的变化，当近端导管通过食管下端括约肌时，可见压力图中的压力值上升，当离开这个区域时，压力图中的压力值渐降至基线以下。

食管测压的检查方式决定了患者会有不同程度的难受感觉，而且患者的难受程度因人而异，与患者的耐受性明显相关。

103 结肠镜检查前肠道准备的意义是什么？

结肠镜是筛查、诊断和治疗结肠病变的重要手段，其诊断的准确性和治疗的安全性与肠道准备的质量密切相关，充分的肠道准备可使患者获得较高的肠道清洁度，对实现高质量的结肠镜诊疗具有重要意义。肠道准备不充分可降低结肠镜检查的有效性和安全性，且影响结肠镜检查的腺瘤检出率。

104 做结肠镜检查前肠道准备包括哪些方面？饮食准备有哪些注意事项？

结肠镜检查前的肠道准备包括两方面：饮食准备和导泻药物服用准备。

因此结肠镜检查前饮食非常重要：

在结肠镜检查前两天，就应该进食半流质、少渣、易消化的饮食，如吃一些稀饭、面条等；

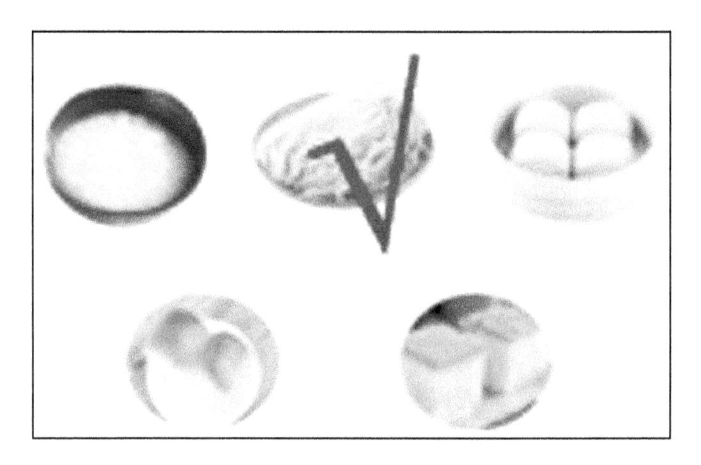

半流饮食

不吃带渣食物，如高纤维食物；

禁止吃木耳、海带等难消化食物以及一些带籽的水果，如西瓜、火龙果、猕猴桃等。这些食物都会干扰肠

道准备及影响医生对检查结果的判断。

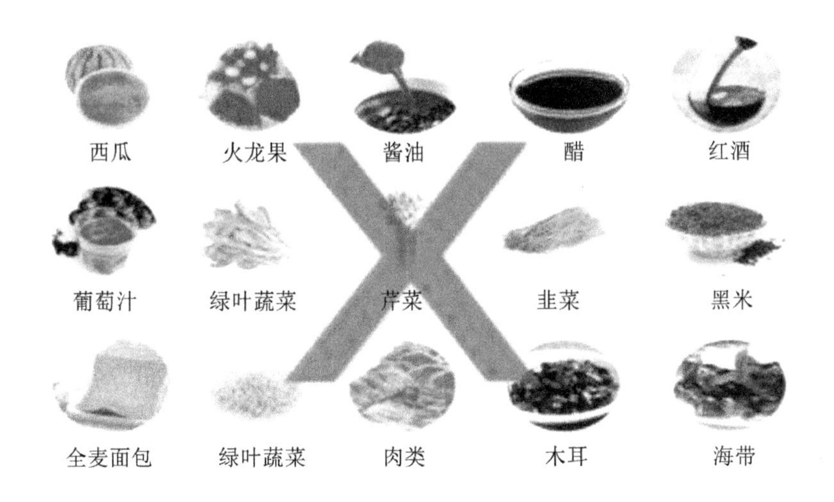

105 肠道准备的导泻药有哪些?

肠道准备的目的是将肠道内积存的大便排出，保持肠腔清洁，保障内镜视野清晰，减少漏诊率。

肠道准备的导泻药有很多种，各有利弊。

目前《中国消化内镜诊疗相关肠道准备指南》推荐常用的泻药有：聚乙二醇(polyethylene glycol，PEG)，电解质散，磷酸钠，硫酸镁，复方匹可硫酸钠，甘露醇。中草药制剂应与其他肠道清洁剂联合使用。

106 特殊疾病患者做结肠镜检查前肠道准备方法有什么?

做结肠镜前，饮食管理是必须完成的肠道准备要素之一，但保持肠腔清洁时服用的导泻药需根据病情进行选择。

便秘、梗阻、出血或长期腹泻的患者应提前告诉医生。

便秘患者的肠道准备比普通人群肠道准备更困难一些。所以服用的导泻药剂量稍大一些，否则难以保持肠腔清洁。

有梗阻的患者，一般有消化道狭窄，如果服用大量导泻药会出现腹胀、腹痛难忍，加重梗阻的症状。所以梗阻患者肠道准备禁止使用导泻药，可以遵医嘱根据需要采用清洁洗肠的方法准备肠道。

老年患者出现肠道准备效果不佳的情况较为常见，该类人群进行肠道准备时可适当应用辅助措施以提高肠道的清洁度。对于高龄或伴有慢性疾病的患者，在肠道准备期间可予以静脉补液等措施，保持水和电解质平衡。

对于需要行结肠镜检查的儿童患者，需根据患儿的年龄、一般情况、检查的意愿和依从性选择肠道准备措施。由于儿童的耐受力和依从性较差，因此儿童的肠道准备通常存在较多困难，较难通过常规方案使患儿的肠道准备质量达到要求，常需多方面的共同配合。小于

2 岁的患儿，内镜检查前进流质饮食一天并进行生理盐水灌肠(5 mL/kg)可获得满意的肠道准备效果；2 岁以上的患儿，可以通过饮食限制、口服 PEG(聚乙二醇)、刺激性导泻药(例如番泻叶和比沙可啶)和(或)生理盐水灌肠进行肠道准备。

长期腹泻患者可采用 2L PEG 方案(在结肠镜检查前 4~6 小时，每 10~15 分钟服用 250 mL，2 小时内服完)服用导泻药，以提高检查的安全性。

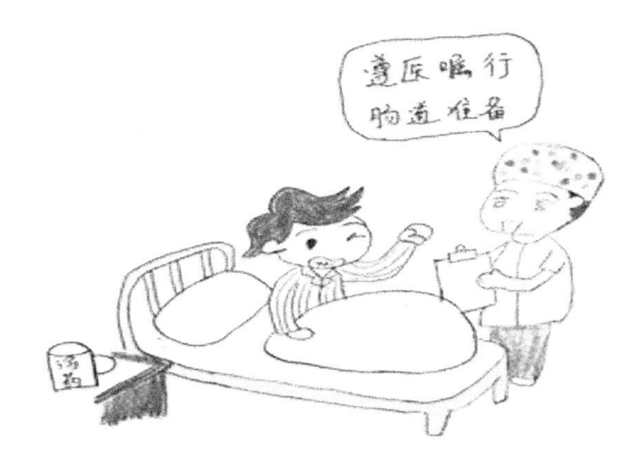

107 口服导泻药该如何配置？服药方法是什么？

(1)PEG(聚乙二醇)：PEG 是目前国内外应用最为广泛的一类肠道清洁剂。PEG 为惰性的乙烯氧化物形成的聚合物，可作为容积性导泻剂，通过口服大量液体清洗肠道，对肠道的吸收和分泌无明显影响，亦不引起水、电解质紊乱。

3L PEG 法：此方案可提供高质量的肠道准备清洁度，适合中国人群。

和爽 3 包加入 3000 mL 温开水中，分两次服用(检查前 1 天晚服用和检查前 4~6 小时再次服用 PEG)。

肠镜检查前肠道准备泻药服用方法

药物服用内容 / 服用时间及方法 / 检查时间	导泻药（吃两次）		祛泡剂（最后吃）
	第一次服药	第二次服药	服用硅油类药物(如二甲硅油)
上午做检查者	检查前一天晚上 9：00 服用 和爽 2000 mL，60 ~ 90 分 钟内喝完。	检查当天早上 3：00 服用和爽 1000 mL，60 分钟内喝完，4：00 以后绝对禁食、禁水	第二次导泻药服用完后半小时内服用二甲硅油(1 瓶兑温开水 100 mL)
下午做检查者	检查前一天晚上 9：00 吃和爽 1000 mL，60 分钟内喝 完。	检查当天早上 9：00 吃和爽 2000 mL，60 分钟左右喝完，10：00 以后绝对禁食禁水	

2L PEG 法：在肠道准备不充分人群中，可采用 2L

PEG 的单次剂量方案补充准备方案。

和爽 2 包加入 2000 mL 温开水中。在结肠镜检查前 4~6 小时，每 10~ 15 分钟服用 250 mL，2 小时内服完。

(2) 甘露醇溶液

内镜检查前 4 小时口服 20% 甘露醇 250 mL，10 分钟后饮水 1500~2000 mL，半小时内喝完。

(3) 硫酸镁溶液

在内镜检查前 4 ~ 6 小时，硫酸镁 50 g 加清水 100 mL 稀释后一次性服用，同时饮水约 2000 mL，半小时内喝完。

(4) 硫酸镁钠钾口服用浓溶液(川倍清)

(一) 导泻药(川倍清)的服用时间及方法

	导泻药（吃两次）		祛泡剂（最后吃）
	第一次服用	第二次服用	服用硅油类药物（如西甲硅油）
上午做检查者	检查前一天晚上9：00将1瓶川倍清倒入包装附带杯子中，加水约至500 mL饮用，之后60~90分钟内再次饮用1000 mL水	检查当天早上3：00将1瓶川倍清倒入包装附带杯子中，加水约至500 mL饮用，之后60分钟内再次饮用1000 mL水。早上4：00以后，禁食禁水	第二次导泻药服用完后半小时内服用西甲硅油(1瓶兑温开水100 mL)（服完药之后禁食禁水）
下午做检查者	检查前一天晚上9：00将1瓶川倍清倒入包装附带杯子中，加水约至500 mL饮用，之后60分钟内再次饮用1000 mL水	检查当天早上9：00将1瓶川倍清倒入包装附带杯子中，加水约至500 mL饮用，之后60分钟内再次饮用1000 mL。10：00以后绝对禁食禁水	

(二) 川倍清的配制方法

1. 川倍清1瓶加入量杯中，加水约500 mL至刻度线，1小时内再次饮用1000 mL水

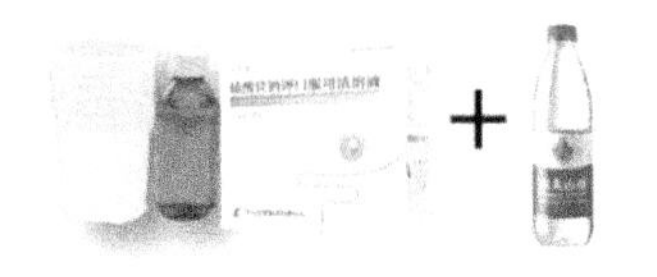

2. 西甲硅油1瓶加入100 mL温开水中（西甲硅油在喝完检查当天早上的川倍清后喝）

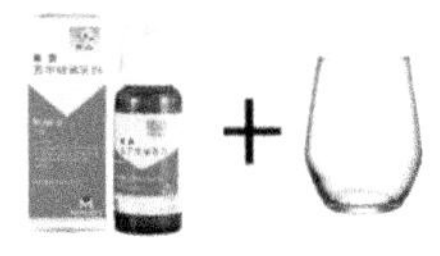

108 做完结肠镜检查以后为什么会出现腹胀腹痛?

在结肠镜检查过程中需灌注气体(空气，CO_2)或蒸馏水等撑开肠腔，这样结肠黏膜可充分暴露在内镜视野之中，减少漏诊率。因空气中含有大量的氮气，难以被吸收，这是导致结肠镜检查患者腹痛、腹胀的主要原因；另外结肠镜检查是一项侵入性检查，由于镜身对肠道牵拉等刺激作用，也可导致患者检查过程中乃至之后出现腹胀、腹痛等不适。因此做完结肠镜后腹部轻微胀气属于正常现象，受检者可以适当多走动，有利于肠道蠕动，也可以在肚脐周围以顺时针的方向按摩腹部，可以促进

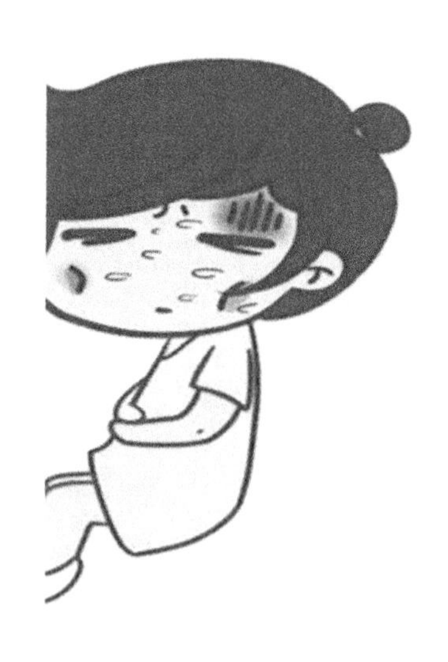

肠道蠕动，将多余的气体排出。排气、排便也有一定的缓解作用。胀气大多为暂时性的，所以不要过于紧张，要放松心情。

如果出现持续性腹胀、腹痛甚至板状腹等腹膜炎症状，应该及时急诊就医，排除结肠穿孔。

109 结肠疾病治疗时肠道导泻药为什么不建议使用甘露醇?

甘露醇为一种高渗性强脱水剂，口服后可在肠腔内形成高渗状态，有助于减少肠道对水分的吸收并促进液体进入肠腔，进而刺激肠道蠕动和排空，能较快达到清洁肠道的目的。

由于甘露醇为高渗溶液，使用过程中可能导致患者体液大量丢失，造成水、电解质紊乱；甘露醇亦具有利尿和升高血糖的作用，因此糖尿病患者禁用；此外，甘露醇在肠内被细菌酵解可产生爆炸性气体（如甲烷和氢气），故禁止用于高频电凝电切息肉等治疗。所以不建议在结肠疾病治疗时使用甘露醇进行肠道准备。诊断性结肠镜在无法获得其他泻药时，可考虑选用甘露醇。

110 结肠镜检查前如何判断肠道准备是否合格？

国际上目前主要有两个肠道准备 质量的评估量表：波士顿量表和渥太华量表。波士顿量表≥6 分、渥太华量表≤7 分均提示肠道准备合格。

波士顿量表将结肠分为 3 段(盲肠和升结肠；肝曲、横结肠和脾曲；降结肠、乙状结肠和直肠)进行评分，按照最差～清洁分为 4 级(0～3 分，见下表)，总分 0～9 分。

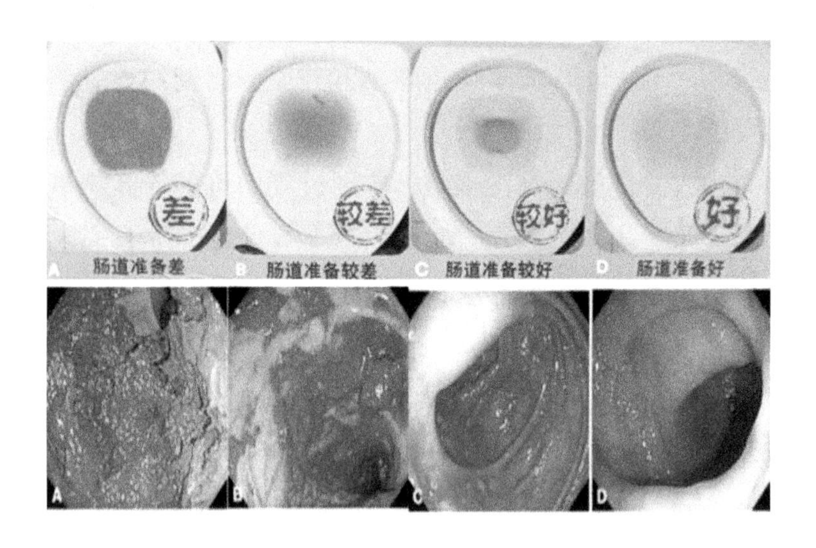

肠道准备质量的波士顿量表评分标准

评分	描述
0 分	由于无法清除的固体或液体粪便导致整段肠黏膜无法观察
1 分	由于污斑、混浊液体、残留粪便导致部分肠黏膜无法观察
2 分	肠道黏膜观察良好，但残留少量污斑、混浊液体、粪便
3 分	肠道黏膜观察良好，基本无残留污斑、混浊液体、粪便

渥太华量表将结肠分为 3 段(直肠和乙状结肠；横结肠和降结肠；升结肠和盲肠)进行评分，按照清洁~最差分为 5 级(0~4 分，见下表)，并加入全结肠内的液体量评分(少量、中量、大量分别为 0、1、2 分)，总分 0~14 分。

肠道准备质量的渥太华量表评分标准

评分	描述
0 分	极好：肠黏膜细节清晰可见；如有液体存留，则为澄清液体；几乎无粪便残留
1 分	良好：有一些混浊液体或粪便残留，但仍可见肠黏膜细节；无须冲洗及抽吸
2 分	一般：混浊液体或残留粪便掩盖肠黏膜细节，但抽吸后仍可见肠黏膜细节；无须冲洗
3 分	较差：粪便掩盖肠黏膜细节和轮廓，但冲洗和抽吸后，尚能获得清楚视野

续上表

评分	描述
4 分	极差：固体粪便掩盖肠黏膜细节和轮廓，尽力冲洗和抽吸后，仍无法获得清楚视野

111 肠镜检查前喝完导泻药后发现肠道准备仍不合格怎么办？

受检者如果怀疑自己肠道准备不合格，检查当日可以提早到医院告知工作人员大便排出情况，工作人员会根据情况指导患者给予补救措施：

大便一次都未排出，则建议改日重新准备肠道再来行结肠镜检查；

大便排出多次，波士顿评分 2 分左右，则建议在医院行清洁洗肠或采用 2L PEG 方案补吃导泻药物后再行肠镜检查。

112 结肠镜检查后出现哪些情况需立即就医？

如果在做完肠镜检查后的当天或者 1~2 天后出现剧烈的腹痛、腹胀；大便便血量较大等情况，需要立即去医院急诊就医。

113 年老体弱患者，害怕胃肠镜检查不能耐受，怎么办？有什么检查可以替代吗？

胃肠镜检查能够最直观地反映胃肠黏膜的情况，目前胃肠镜检查是消化管道疾病检查的首选方法。所以建议不要因为害怕而拒绝胃肠镜检查。

目前还可以选择无痛苦（也就是舒适内镜）胃肠镜检查。

如果属于胃肠镜检查禁忌人群（有严重心、脑、肾疾病患者），可以选择影像学检查如钡餐、钡灌肠、CT、胶囊内镜等。但是影像学检查发现可疑病变，还需靠胃肠镜检查获得病理组织做病理分析来确诊。

114 下消化道出血（十二指肠屈氏韧带以下的出血）患者做急诊结肠镜检查前怎么准备肠道？

下消化道出血患者在 12~24 小时内做结肠镜检查，有利于发现出血病灶。但是如果不进行肠道准备，肠腔内积血影响观察，盲插内镜容易引发穿孔，因此需要做肠道准备。应根据医生的指导选用生理盐水灌肠，开塞露肛塞或者口服 PEG 导泻(任选一种即可)。

115 孕妇能做胃肠镜检查吗?

胃肠镜检查是一项侵入性操作，对胃肠道刺激较大，尤其是肠镜检查过程中容易引起迷走神经兴奋，容易引发受检者的不适。为了保障胎儿的安全，孕妇应该尽量避免做胃肠镜检查，以免出现流产现象。

116 什么是胶囊内镜检查？胶囊内镜的胶囊到底有多大?

胶囊内镜检查是一种无创的消化道无线监测系统检查，属于非侵入性检查。通常由三部分组成：胶囊内镜、数据记录仪、工作站。通过口服内置摄像与信号传输装置的智能胶囊，借助消化道蠕动功能，使之在消化道内运动、拍摄消化道黏膜图像。胶囊长 27 mm、宽 11.8 mm，比我们常用的胶囊类药物稍大一些，服用胶囊时，用水送服即可。

117 胶囊内镜的工作流程及原理是什么?

做胶囊内镜检查时将数据记录仪通过导线与粘贴于患者腹部体表的阵列传感器电极相连或穿戴记录仪背心。患者吞服胶囊后，胶囊内镜拍摄消化道图像后经传感器传送至数据记录仪，数据记录仪储存图像并上传至工作站；在胶囊电池耗尽时或胶囊经回盲瓣进入结肠（小肠胶囊内镜）或自肛门排出体外(结肠胶囊内镜）后将数据记录仪从患者身上取下，并连接至可进行数据处理的工作站。然后医生在工作站上阅读数千张甚至上万张图片和消化道全程录像后做出诊断。

118 胶囊的电池能用多久?

胶囊内镜自带电池，大概能用 10 小时以上，我们吞服胶囊，戴好数据记录仪后需要按时记录相关症状并监视数据记录仪上闪烁的指示灯，以确定检查设备的正常运行。如果指示灯不闪烁，请及时联系医生。

119 胶囊内镜可以检查哪些部位?

胶囊内镜是2000年由以色列科学家研究发明，最早运用于小肠疾病的诊断，后来逐渐应用于食管和结肠。其在肠内运行主要靠其自身重力和胃肠蠕动进行被动运动，运动时随机对肠黏膜进行拍摄。由于无法保障在比肠腔更大空间的胃部进行全面拍摄，所以不适合胃部检查。

120 胶囊内镜检查会有假阴性结果吗?

非操控式胶囊的运行依赖胃肠道的自身蠕动，可能会影响胶囊观察视角的精准度，而非360°角度的视野可能存在拍摄盲区，易导致假阴性结果。

121 做胶囊内镜检查需要做肠道准备吗?

如果需要胶囊内镜检查肠道，肠道内的食物残渣或者大便会覆盖肠黏膜，影响拍片视野，因此是一定要做肠道准备的。

肠道准备方法和结肠镜检查的肠道准备方法一样，

包括饮食准备和口服导泻药准备。

122 什么是磁控胃胶囊内镜?

为了实现胶囊内镜对胃部的检查，必须对胃内胶囊实行主动控制，因此出现了磁控胃胶囊内镜。

磁控胃胶囊内镜检查是指一种通过体外磁场控制胃内胶囊内镜运动的检查方式，能从各个方向全面直观地观察胃肠道黏膜情况。

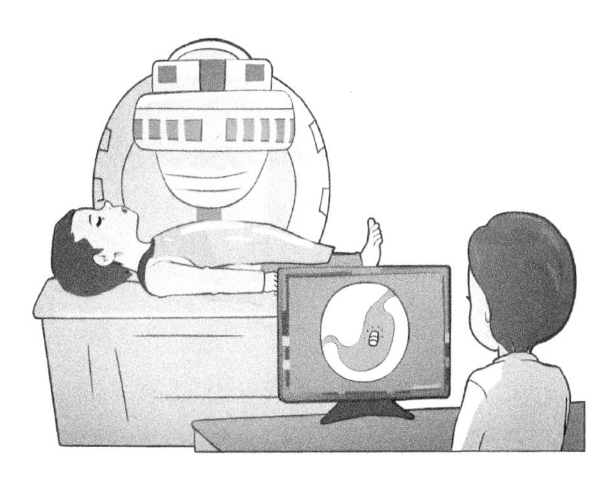

磁控胃胶囊内镜检查

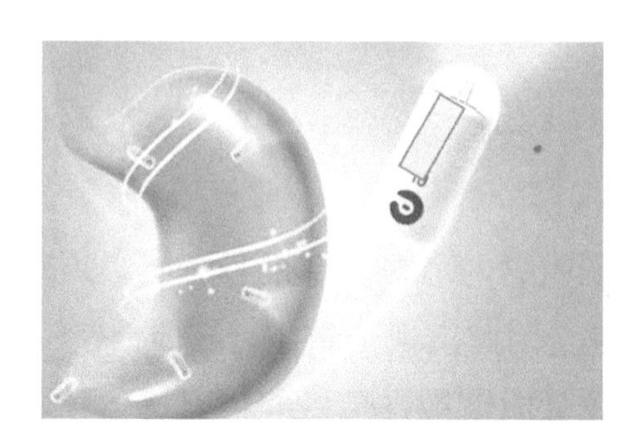

123 磁控胃胶囊内镜检查适合哪些人群?

磁控胃胶囊内镜适用人群广泛，可以为胃病检查、复查随诊、胃癌初筛、无症状人群胃部健康管理、药物相关性胃肠道黏膜损伤检测等需行胃镜检查但不愿接受或不能耐受内镜的人群提供全新的舒适化内镜检查。受检者需吞服一粒智能“胶囊”，15～30 分钟左右即可实现胃部的全面检查。

124 胶囊内镜与传统电子内镜有什么区别?

与传统电子内镜相比，磁控胶囊内镜无须麻醉，舒适安全，无交叉感染的可能，无须繁琐的检前检查，且诊断准确率高。相对于传统电子内镜，目前胶囊内镜暂不能取活检，无内镜下治疗功能。

125 磁控胃胶囊内镜只能检查胃吗?

磁控胃胶囊内镜检查完胃部情况后，随着胃肠蠕动继续向下运行，可以继续随机拍摄小肠黏膜情况，然后进行图像分析处理，但在患者体外需要安装小肠胶囊的数据接收装置。

126 哪些人不适合做磁控胃胶囊内镜检查?

(1)无手术条件或拒绝接受任何腹部手术者(一旦胶囊滞留将无法通过手术取出);

(2)吞咽障碍者;

(3)妊娠期女性;

(4)体内装有心脏起搏器(新型 MRI 兼容型起搏器除外);

(5)体内植入电子耳蜗、磁性金属药物灌注泵、神经刺激器等电子装置以及磁性金属物品者;

(6)消化道梗阻、狭窄、瘘管者。

127 做磁控胃胶囊内镜检查前需要注意什么?

(1)检查前一日忌烟酒、辛辣刺激和不易消化食物;

(2)检查前一日晚餐进软食,晚8点后禁食;

(3)检查前一日晚8点后至检查前,不能饮用有色饮料和药品,可以饮水;

(4)如果同时要检查小肠者则要在检查前晚服导泻药,检查前7日内不能接受需吞服钡剂进行的检查。

128 做磁控胃胶囊内镜检查后我能正常生活、工作吗?需要注意什么?

(1)做磁控胃胶囊内镜检查期间应避免剧烈运动及进入强磁场区域,以防图像信号受到干扰;

(2)注意排便情况并确认胶囊是否排出;

(3)确认胶囊排出前忌做磁共振检查。

129 胃腔有那么大,一颗小小的胶囊都能看清楚吗?

一颗小小的胶囊,它如同一个微型机器人,可做胃部全方位无死角检查,在检查者毫无感觉的情况下自由穿梭并提供给医生需要的医疗数据。首先，它是一部非常小的变焦摄像机；第二，它是一部高数据通量的手机基站，它最多可以拍到近 6 万张图片，还需要在消化道里面进行人体的精确导航，所有完全不用担心看不清！

130 做胶囊内镜检查有风险吗？

做胶囊内镜的风险是有可能导致胶囊内镜嵌顿在胃肠道，不能排出体外，导致这现象的有原因有两点：

(1) 胃肠道有憩室，易导致胶囊内镜嵌顿其中；

(2) 先天性发育畸形、狭窄、炎症性疾病，如严重的克罗恩病，会造成小肠狭窄，发生胶囊内镜嵌顿。

131 做胶囊内镜检查前的注意事项有哪些？

医务人员会对准备做胶囊内镜者进行检查前沟通和评估，确认没有禁忌症才可以确定检查时间。检查前注意事项有：

(1) 检查前一天晚餐需要进食清淡、易消化的食物如稀饭、面条等，避免不易消化的食物如韭菜、牛肉、海带、西瓜、火龙果、西红柿等，晚上 8 点之后禁食，如果口渴可以饮用无色清水。

(2)检查前及检查过程中可以饮水，但禁止服用药物和任何带颜色的液体饮料，比如牛奶、果汁、可乐、咖啡等。

(3)需要同时做小肠镜检查者，检查前应服用导泻药行肠道准备，检查前半小时服用适量祛泡剂，以减少泡沫对视野的影响，提高图像的清晰度。

(4)检查前7天内不能接受需要吞钡检查的项目。

(5)检查前一天禁烟酒，不吃辛辣刺激性的食物。

(6)不推荐使用促胃肠道动力药。

132 胶囊内镜服下后多久可以排出来？

胶囊内镜是随着胃肠道的蠕动被动排出的，胃的排空时间一般不超过2小时，小肠的通过时间一般不超过6小时，正常人胶囊一般在24~72小时内可以随大便排出体外；有的人胃肠道蠕动比较慢，比如老年人或便秘患者，可能会需要更长的时间才能排出去。我们如何判定胶囊是否排出呢？首先，患者需要注意自己的大便排出情况，如果在大便中没有发现胶囊内镜，那么可以行腹部X线片检查，确定胶囊在体内的具体位置。

133 做胶囊内镜检查过程中需要注意什么?

受检者服下胶囊，系好胶囊内镜数据记录仪后，可以自由活动。胶囊的供电时间是10小时左右，在小肠内运行时间为6小时左右，所以服下胶囊1小时后必须由操作医生确认胶囊已离开胃腔，最长不能超过2小时，必要时给予促胃动力药进行干预，促进胶囊离开胃腔进入小肠。

134 胶囊内镜排不出来怎么办?

如果发现胶囊内镜没有排出，首先应该要找到排不出来的原因，这样才能够更好地进行处理。≥2周胶囊未排出称为胶囊滞留。

大多数的人排不出来都是因为胃肠动力障碍，即胃肠道的蠕动速度比较缓慢。这个时候可以适当应用促进胃动力的药物，加快肠胃的蠕动速度，使胶囊自行排出。如果用药后仍然没有排出，建议及时进行手术治疗，防止胶囊长时间在肠道中停留，引起肠黏膜坏死。

通过胶囊定位器和腹部X线片确认胶囊滞留的部位，并取出胶囊：如果胶囊在胃或大肠，可以通过胃镜或结肠镜取出；如果在小肠，可以通过小肠镜或者外科手术取出。

135 做胶囊内镜检查有交叉感染风险吗？胶囊要回收吗？

检查所使用的胶囊是一次性的，不会回收，并且每粒胶囊胃镜都是独立包装，专人专属，没有交叉感染的风险。

136 做胶囊内镜检查后多长时间可以进食？

胶囊内镜检查持续 8～10 小时，根据医生指示确定是否结束。待胶囊进入小肠 2 小时后，可以少量进食，以干性食品（面包、蛋糕）为佳，尽量少喝水，检查完毕后才能恢复正常进食。必须遵循上述饮食规定，除非检查医生另有要求。如果在行胶囊内镜检查期间出现腹痛、腹泻、恶心等症状，应尽快告知检查医生。

137 如何预防胆囊结石的形成？饮食上有什么注意事项？

胆囊结石常常好发于高脂肪、高胆固醇饮食的人群，糖尿病患者和肝硬化患者是高发人群。因此保持健康的饮食及生活习惯不可或缺。平时我们应该要注意：①不宜进过多的高脂肪饮食，食物应多样化，保证营养均衡。②养成吃早餐的习惯，进食早餐后可以促进胆囊的排空。③适量进行有氧运动，每天30分钟的有氧运动可以促进肠道的蠕动，帮助消化和肠道排空。④应保持均衡、规律饮食，节食减肥容易造成胆固醇的超饱和状态，使胆汁成分比例失调而形成结石。⑤保持愉悦心情，避免情绪波动过大。

138 胆囊结石是可以预防的吗？

(1) 据研究显示，大部分胆囊结石的发生与平时的生活、饮食习惯有很大的关系，如胆固醇结石的产生与平时摄入的营养过剩有关，胆色素结石的产生与食物中蛋白质缺乏有关，因此养成规律的一日三餐，保持均衡营养饮食十分重要。

(2)据研究，部分中成药制剂如穿心莲、鸡内金等能有效降低血清及胆汁中钙的含量；金钱草、蒲公英、大黄等能降低血清游离胆红素与结合胆红素的含量；何首乌、枸杞、白术等能增强胆囊平滑肌的收缩，减轻胆汁淤积等；茵陈合剂能促进胆汁分泌与调节等。

(3)口服熊去氧胆酸能有效促进胆汁排空，防止胆汁淤积。

139 怎么发现胆囊结石呢?

B 超是我们发现胆囊结石最常见、最经济的方式。一些无症状的胆囊结石在进行健康普查如 B 超或 CT 等检查时才能被发现。少部分泥沙样结石和较小的结石可能 B 超也无法发现，但会因出现胆石症的症状去医院就诊而被发现。大部分胆囊结石由急性胆囊炎、胆绞痛发作时的腹部症状体征及进行相关辅助检查时发现。

140 胆囊结石会引起哪些问题?

(1)胆囊结石容易引起急性胆囊炎和慢性胆囊炎，但不是所有的胆囊炎都由胆囊结石引起。

(2)胆囊结石可引起胆囊炎反复发作而形成萎缩性

胆囊炎。

(3)胆囊结石落入胆管，阻塞胰胆管时，可反复刺激胰胆管而产生炎性因子，容易诱发急性胆源性胰腺炎。

(4)Mirizzi 综合征：胆囊结石压迫胆囊管或胆囊颈结石嵌顿压迫肝总管引起梗阻性黄疸、胆管炎等。

(5)黄疸：结石引起胆囊管梗阻，胆囊肿大压迫肝胆管等引起机械性梗阻，导致胆汁排泄不畅，出现黄疸、瘙痒等症状。

141 哪些胆囊结石应该尽早手术?

发现胆囊结石后首选治疗手段是手术切除胆囊，以下情况尽早手术：

(1)发现疑似癌变的可能，对结石直径大于 2 cm，胆囊壁厚 1 cm 以上或胆囊发生瓷器样改变，年龄大于 45 岁，并且有肿瘤家族史的要尽早手术；

(2)胆囊结石合并胆囊炎反复发作或胆囊不能体现它的功能作用时；

(3)合并梗阻性黄疸或胆总管结石及其他并发症；

(4)发生过急性胰腺炎等并发症；

(5)诊断为多发性胆囊结石者；

(6)胆囊结石并胆囊息肉或存在多个胆囊结石者。

142 胆囊结石急性胆囊炎发作时可以及时手术吗?

胆囊结石急性胆囊炎发作时一般选择静脉抗炎治疗，不考虑手术，等胆囊周围炎症水肿消退后再择日进行手术治疗。急性胆囊炎发作时胆囊周边产生严重的炎症，局部充血、水肿。此时选择手术容易造成左右肝区、胆总管、门静脉等周围组织损伤而导致严重的并发症。只有当急性发作期合并胆囊穿孔，急性梗阻性化脓性胆管炎等时才考虑行急诊手术。

143 胆囊结石手术大吗? 痛苦吗?

如果患有胆囊结石的患者在无症状期选择择期手术，则手术不大。胆囊结石手术是在全麻下进行的腹腔镜微创手术，只要在腹部穿几个洞，手术创伤小、时间短，痛苦少，无须拆线，也不需使用抗生素。手术一般有三个伤口，每个伤口贴创口贴，无渗液的情况下只需用消毒剂擦拭并更换创口贴，有渗湿时及时更换，无感染创口 10 天左右即可愈合。手术第二天早餐进流质后便可下床活动。出院回家后休养一周或半个月即可。

144 做胆囊手术要做哪些准备?

手术前一天办理入院手续，按医护交代的事项积极配合，并完善术前各项检查，如B超，胸片，凝血功能，三大常规及血液生化指标检测等，术前禁食禁饮4~6小时，洗澡，保持皮肤清洁，保证充足的睡眠。手术当天勿携带首饰等贵重物品进入手术间，手术完毕后去枕平卧6小时，补充当天所需液体。

145 有些患者做胆囊手术时会进行胆道探查或留T管进行引流是怎么回事?

有部分胆囊结石患者的结石掉入了胆总管，当结石压迫胆总管时可引起胆囊胆管内瘘等情况，手术时必须进行胆道探查以查看原因，有情况及时处理，行T管引流。有些患者出现胆管炎和黄疸，部分患者有胆道扩张但无结石，或检查显示胆总管有结石，或有胰腺炎病史等，这类患者需要进行胆总管探查。术中探查若发现胆道系统的一些问题，尤其是发现微小胆管的胆漏，可及时处理，避免术后胆汁性腹膜炎的发生。如果是肝内结石，或取不尽的小结石以及泥沙样结石，需要留置T管将残余结石引流出来。

146 为何有的人的结石像石头一样，有的人的结石像泥沙一样？

这是因为每个患者结石的组成成分不一样，分为胆固醇结石，胆红素结石，混合型结石。胆固醇结石含胆固醇等的成分较多，难溶于水；而胆红素结石为胆道发生感染后产生大量非结合胆红素，其与钙离子结合成胆红素钙，沉淀形成结石。而混合型结石包含了胆固醇结石和胆色素结石。

147 什么是肝胆管结石？

肝胆管结石分为肝内胆管结石和肝外胆管结石，结石形成的首要原因是感染。肝内胆管结石是指左右肝管汇合部以上的各分支胆管内结石，肝外胆管结石是指左右肝支汇合部分以下的各胆管内结石。

148 肝胆管结石与胆囊结石有什么不同之处？

(1)产生部位不同：肝胆管结石长在胆管里，而胆囊结石长在胆囊里。

(2)形成原因不同：肝胆管结石常常产生于肝内胆管，可造成胆管炎，胰腺炎，阻塞性黄疸。而胆囊结石的产生常常与胆汁异常有关，小部分与胆囊有关，结石长期刺激胆囊壁可能发生胆囊癌。

(3)症状不同：肝胆管结石常引起寒战发热，胆绞痛，伴有黄疸，少数患者有右上腹不适、消化不良。而胆囊结石常无自主症状，急性发作时有急性腹膜刺激征的症状，出现压痛、反跳痛和腹肌紧张甚至绞痛。

149 什么是胆道镜?

胆道镜是一种通过口腔或鼻腔到达胆道系统进行检查、诊断和治疗的设备。它是通过光导纤维在摄像系统的直视下观察胆管肝管，并可通过 T 管直接观察胆道内部情况。我们通过 T 管向上可查看肝内的胆道及胆道的情况；向下可见到胆总管下部及十二指肠乳头，甚至十二指肠。可查看十二指肠乳头部有无肿瘤，十二指肠内有无溃疡；胆管内黏膜是否有充血、血肿、糜烂、息肉等，如有可疑部分可取组织进行活检。对有结石的患者可查看结石的大小、个数、颜色等。可明确了解胆道疾病的部位、性质及对胆道疾病进行诊断。

150 胆道探查、留置 T 管后为何要做胆道镜后再拔管?

胆道结石术中胆道镜能取尽结石的患者不需要留置 T 管，T 管一般是为肝内外结石术中无法取尽结石的患者留置，可将残余的细小结石通过管道引流出来。留置 T 管的患者拔管前做胆道镜通常是为了观察肝内或胆管内结石是否还有残留，有残留结石者可将结石取出。做胆道镜还可以发现胆道异常情况，并及时处理。如需要再次取石，则应在我们放置 T 管后 2 个月，此时窦道口才充分愈合。

151 做胆道镜要做哪些准备? 有哪些注意事项呢?

一般留置 T 管患者应提前一周到医院胆道镜室预约胆道镜。①做胆道镜前要将管道夹闭至少 24 小时以上，观察有无不适；②观察有无脱管及感染等情况；③胆道镜检查前查抽血查肝功能、凝血功能等；④抽血后可进食，无须禁食禁饮，无须麻醉；⑤患者保持放松，着宽松舒适衣服，积极配合医护人员。

152 胆道镜和 ERCP 有什么区别呢?

(1)胆道镜是通过腹部切口进入胆道系统进行的操作;而 ERCP 是将镜子从自然腔道进入胆道系统进行的操作。

(2)胆道镜一般可用于胆道手术,术中切开胆道后放入胆道镜观察胆道和肝内结石等情况,术后则是通过 T 管窦道察看胆道内和肝内的情况。而 ERCP 则不需要切开胆道,只需要经口鼻自然腔道到达十二指肠,从十二指肠乳头开口进入胆管进行操作。

153 什么是 ERCP 呢?

ERCP(Endoscopic Retrograde Cholangiao-Pancreatography)是内镜逆行胰胆管造影的英文缩写,是指将内镜经口插入,经食管、胃到十二指肠,在十二指肠乳头处导入子内镜或超声探头,对胆总管、胰管或肝总管管道腔隙、黏膜等进行观察、收集脱落细胞、组织进行病检等。也可进行胆道镜检查与治疗,胰管镜诊疗,胆胰管腔内超声检查,Oddi 括约肌功能测定,微探头共聚焦激光显微内镜检查、胆管内射频消融、光动力治疗等。

154 什么情况下选择做 ERCP?

胆管结石是选择接受 ERCP 治疗最常见的疾病。通常我们也将 ERCP 应用于良、恶性胆道梗阻，良性肝外胆管狭窄，慢性胰腺炎胰管狭窄，胰腺假性囊肿的透壁引流，胰腺脓肿的治疗。此操作技术可大大减少的患者的痛苦。

155 明天要做 ERCP 了，要做哪些准备?

(1)签署知情同意书，患者及家属需知晓 ERCP 的风险，了解做 ERCP 的必要性，理解采用的诊疗方案和可能发生的术中、术后潜在并发症的风险。

(2)指导患者检查前一晚晚餐后禁食，检查前禁食 6 小时以上，禁饮 4 小时，保持充足的睡眠，放松。

(3)告知患者原有的必须服用的抗心律失常药、降压药不需要停用。长期服用阿司匹林等抗血小板药物者要停药 1 周以上。服用华法林者可改用低分子肝素等。

(4)有 24 小时内碘过敏、抗生素过敏试验的结果，携带有血常规、肝肾功能、血淀粉酶、心电图等检查结果的病历到 ERCP 治疗室。

(5)检查当日不携带金属物品等，着舒适棉质开衫。

(6)住院患者请在病房找责任护士，手上置静脉输液通路。

(7)操作过程中配合医护行正确体位摆放，一般麻醉前会采取左侧卧位，方便内镜插入。

156 明天要做ERCP了，ERCP风险高吗？过程很难受吗？

(1)ERCP总体安全系数很高，但还是具有一定的风险性，镜子进入后要找到胆管在十二指肠的开口，即十二指肠乳头，如果各种原因导致十二指肠有变异或局部炎症的话，就容易导致十二指肠乳头识别失误而损伤肠道，严重者可引起肠道穿孔性腹膜炎，但这种概率很小。

(2)做ERCP是在静脉麻醉下完成的，操作前会给患者盐酸利多卡因胶浆或盐酸达克罗宁胶浆含服，以减轻咽喉部刺激，然后给予镇静解痉药物，静脉推注东莨菪碱20 mg，肌内注射镇静药物地西泮，镇痛药物杜冷丁等药物。

(3)操作中会给予患者吸氧，心电监护监测生命体征等处理。医护人员随时在身旁，操作设备间备有抢救设备和药物，万一有危险也会得到及时处理。所以应保持平和心态，积极配合医护工作人员。

157 ERCP 存在哪些风险呢?

我们将内镜通过十二指肠乳头进入胆管，这个过程中如果识别十二指肠乳头有误，可能会造成肠道穿孔而导致急性腹膜炎，如果插入不顺利，反复刺激胆道，可能引起胆管炎，即使在顺利插入后，如果在造影时压力过大，或是造影剂本身的毒性刺激胰管，可引起急性胰腺炎。

158 做完 ERCP 后我们要注意什么?

(1)为了减少并发症尤其是急性胰腺炎的发生，ERCP 术后患者应禁食禁饮 24 小时，观察体温变化，并给予补液抗炎等对症处理。

(2)抽血查胆红素水平，术后 6 小时监测血淀粉酶的变化，过高时使用生长抑素 24 小时维持匀速泵入，预防胰腺炎的发生。

(3)观察出血及腹部症状，及时识别是否出现腹膜炎。

(4)观察胆道引流的情况，保持引流管通畅，如胆道引流不畅、胆汁引流不充分，容易并发胆管炎。

159 我明天要做 EST，EST 是什么？

EST(Endoscopic sphincterotomy)是指内镜下乳头括约肌切开术，是在内镜下用高频电切开乳头括约肌及胆总管末端，以取出结石的一种技术，它包括了胆管括约肌和胰管括约肌切开术。EST 适用于胆总管结石，胆总管下端良性狭窄，胆管内蛔虫，急性梗阻性化脓性胆管炎，急性胆源性胰腺炎，壶腹周围肿瘤，慢性胰腺炎，胰腺结石等患者。

160 什么情况下患者不能做 EST？

(1)全身情况较差不能耐受内镜检查者，如心、脑、肺、肝、肾等器官功能衰竭的患者；

(2)食管、幽门或十二指肠球部狭窄，十二指肠镜无法通过的患者；

(3)有严重的凝血功能障碍及出血性疾病患者；

(4)胆管下端良性或恶性狭窄等患者。

161 做 EST 可怕吗?

EST 手术存在一定的风险，是有创伤的内镜技术，成功率在 91% 以上，可以使 80% 的胆总管结石顺利排出。相较开腹手术或腹腔镜手术，EST 创伤小、痛苦小，是一种变手术治疗为非手术治疗的技术。此操作是在麻醉下完成，所以不用太过于紧张，保持轻松状态，积极配合医护人员完成。

162 做完 EST 后要做哪些处理呢?

我们做完 EST 后会将患者送到留观室或回病房观察，给予上氧、心电监护等。随时观察患者的病情变化，观察患者有无高热、呕血、黑便、腹痛、呼吸急促等症状，如有应及时给予相应的处理。若无任何症状则指导患者从流质饮食逐步恢复正常饮食。

163 EPBD 是什么?

EPBD（Endoscopic papillary balloon dilation）是内镜下乳头括约肌气囊扩张技术，它通过使用气囊扩张代替切开括约肌(EST)打开胆管出口，减少了括约肌的创伤，保护了括约肌的功能，可以避免一些因切口创伤导致的出血、穿孔等并发症，减少患者的痛苦。

164 EPBD的适应证有哪些?

胆总管结石直径≤10 mm，年纪较轻，需要保留Oddi括约肌者；胆总管结石直径介于10~20 mm，>大于10 mm，意图完整取石，取石困难或缩短取石时间者；十二指肠乳头位于憩室内或旁，导致行EST方向难以把握者；有EST高危因素及禁忌者；有解剖结构改变如毕Ⅱ式胃大部分切除术患者；凝血功能障碍者；Oddi括约肌功能不良，乳头及胆管下端炎性及瘢痕性狭窄，试图行胆道镜诊断或内镜治疗者。

165 EPBD的禁忌证有哪些?

EPBD的禁忌证为严重心、肺、肾、脑等重要器官功能障碍者，及胆管下端严重瘢痕性狭窄不宜扩张者。

166 梗阻性黄疸患者要放置 ENBD 了，ENBD 是什么？

ENBD(Endoscopic nose biliary drainage)是内镜下鼻胆管引流术，常用于引流胆汁及未取尽的小结石。是将一根细长的鼻胆导管在 X 线透视下放入胆管，将胆汁引流出来进行胆管减压，以及引流一些细小的结石。放置鼻胆导管后鼻腔外面会有一截余留管道连接引流袋，余管在鼻腔和面颊部进行固定，这会有一定的不舒适感。

167 ENBD 的适应证是哪些？

(1)急性化脓性梗阻性胆管炎，其手术风险很大，内镜下行减压引流安全系数高，也可预防 ERCP 及取石术后胆管炎的发生。

(2)良、恶性胆管梗阻，化脓性胆管炎，手术前短时间减压引流等。

(3)用于预防胆总管结石嵌顿。

(4)胆源性胰腺炎。

(5)胆管良性狭窄，创伤性或医源性胆漏。

168 ENBD 管要留置多长时间?

鼻胆管留置一般留置一周左右，不然容易造成胆汁流失而影响消化功能。

169 留置 ENBD 鼻胆导管有哪些注意事项?

放置鼻胆导管后要注意以下几点：

(1) 常规禁食 1～2 天，无发热、腹痛等症状后给予流质或半流质饮食，如：米汤，稀饭等。

(2) 定时观察、记录引流液颜色、性质及量。

(3) 妥善固定好引流管，以免管道脱出于胆道原有的位置，影响引流效果。

(4) 如需要进行鼻胆管冲洗或注入药物，应先抽出等量的胆汁，每次不超过 20 mL，以避免胆管内压力过高或导致感染加重等。

(5) 如引流液正常后，给予造影检查证实没有残留的结石后，可选择拔管。

170 放置 ENBD 鼻胆导管后，有残余的结石引流不出怎么办?

放置鼻胆导管引流后，造影发现还有残留的结石，可进行第二次内镜下取石或行胆道探查取石手术。

171 ENBD 术后会有哪些不舒适，要怎么处理呢?

(1)放置鼻胆导管后，因导管刺激咽喉部，可能会出现一些恶心、咽痛等不适，少数患者不能耐受，大部分患者能耐受，应放松心情，积极配合。

(2)及时清洁口咽部，可以用盐水或硼酸溶液漱口。

(3)及时调整管道位置。有发热等不适症状时及时取胆汁进行细菌培养和药敏试验，积极调整抗生素的使用。

(4)如果引流液突然减少，应及时做造影检查管道是否脱出，必要时重新放置，如引流管道引流不畅时应及时给予盐水冲洗疏通。

172 内镜下胆管塑料支架有什么作用？

内镜下胆道塑料支架常用于预防和治疗胆管梗阻造成的黄疸及胆管炎，胆管狭窄导致的胆汁引流不畅。

173 做完内镜下胆管塑料支架引流术后的注意事项有哪些？

做完内镜下胆管塑料支架引流术后，要注意观察患者生命体征的变化，检查体温及腹部体征，静脉补充液体，抗炎等，预防急性胰腺炎、胆管炎和出血的发生。术后注意观察血胆红素水平，及皮肤黏膜黄疸的情况，防止支架的移位和脱落，或胆管支架的堵塞。

174 什么是 ERPD（内镜下胰管支架引流术）？

ERPD（内镜下胰管支架置入术）是将内镜通过口、食管、胃、十二指肠，经十二指肠乳头进入胰管，将支架放置入胰管的技术。它适用于治疗慢性胰腺炎，胰腺假性囊肿，胰瘘，胰源性腹水，胰腺恶性肿瘤等。

03

心理疏导篇

1 做胃镜检查有风险吗？很难受吗？

(1)胃镜检查的安全性很高，普通人做一般没有危险，但在特殊人群中会存在一定的风险，比如：心肺功能不全、有慢性疾病、体质非常虚弱者。

(2)胃镜分为两种，普通胃镜和无痛胃镜。可在病情允许情况下，经内镜医生评估后，根据自己的需求选择。

①普通胃镜：不需要太多的准备，不需要麻醉，风险相对较小，适用人群更广泛。检查完毕后除了咽喉有轻微不适外，大多没什么其他不适症状；但检查过程中胃镜经过咽喉部、胃底贲门口、幽门口、十二指肠球降段时，会有恶心、呕吐，此时可缓慢深呼吸。

②无痛胃镜：在全麻的状态下进行检查。检查时处于睡眠状态，感觉不到任何不适；因无痛胃镜必须采用麻醉方法，需要更复杂的准备和家属陪同，麻醉过程中有一定的风险，如麻药过敏、心率异常、血压下降等，检查结束后，有的人会有头晕，待2~4小时药物完全代谢后会逐渐消失。

2 胃肠镜是一次性的吗？会不会感染上乙肝、艾滋病等传染病呢？

(1)胃肠镜构造复杂，材质特殊，目前进行胃、肠镜检查的管道均是可重复使用的，但每次在检查结束以后，胃肠镜均会经过严格的清洗消毒程序，避免交叉感染。

(2)正规的医疗机构、大型医院的内镜清洗消毒设备均配备了详细的电子追溯系统，对内镜的清洗消毒流程均有详细记载，如：内镜的编号、型号、使用者、操作者、清洗消毒时间、清洗消毒人，内镜设备是否完好等，使用单位也会定期做好消毒后内镜的微生物监测，一旦发现指标不合格，马上进行溯源管理。

(3)内镜清洗消毒流程遵循国家标准2016《软式内镜清洗消毒技术规范》，而且推荐使用的合格的消毒液，均能达到内镜消毒或灭菌的标准。

因此我们选择正规的、拥有内镜检查资质的医疗机构，是不用担心内镜检查引发交叉感染的。

3 明天要做胃镜了，很紧张，睡不着怎么办?

对第二天胃镜检查感到担心，产生了紧张、焦虑的情绪，这是正常的心理生理反应。如果睡不着觉则需要自我调适，这里介绍两种有效的自我调适方法。

(1)调节呼吸放松法：它是一种通过呼吸调节缓解紧张情绪的方法，我们尝试改变一下自己的呼吸方式，身体就会产生不同的感觉，譬如：不由自主地深吸一口气，顿时觉得神清气爽，这就是深呼吸。也可进行腹式呼吸练习，练习要点：取一个舒适的姿势，闭眼，将注意力集中在自己的肚脐周围，正常呼吸，吸气时腹部隆起，呼气时腹部回落，一次10~15秒，可反复进行，多次练习。

(2)矛盾意向法：即在睡觉时进行相反意念控制，努力让自己保持清醒、避免睡着的方法，转移对于迫切入睡的错误关注，从而降低患者试图入睡时的担忧和焦虑，减少内源性唤醒，结果入睡会更快。

4 听说做结肠镜检查很痛苦，我怕我受不了，怎么办?

结肠镜分为普通结肠镜和无痛结肠镜，在病情允许下，经内镜医生评估后可以根据自己的需求进行选择。

(1)普通结肠镜检查在操作过程中，肠管被牵拉，肠管痉挛、膨胀等容易引起恶心、腹痛等不适，这些都属于正常现象，在医生或护士的指导下，学会深呼吸，一般症状会有所缓解；如疼痛厉害难以忍受，应及时告知医生。

(2)无痛结肠镜检查是在全麻的状态下进行，在睡眠状态下完成检查，没有痛苦。

5 做结肠镜检查要脱裤子，会不会泄露自己的身体隐私？

做结肠镜检查前必须摆好体位、暴露肛门才能顺利进行，确实存在暴露隐私的风险。医院也会为大家做好保护隐私的措施，如检查前可以穿上为结肠镜检查特制的肠镜裤；每个检查间均会有男女医生、护士搭配操作；随手关门，避免其他无关人员进出；患者自己也请不要穿着太暴露等。

6 上次给我做结肠镜检查的医生手法很轻，我只信赖他，我不想要其他医生来给我做检查。我是不是太挑剔了？

(1)结肠镜检查过程中确实会有点不舒服，如果条件允许，可以选择自己信任的医生，从心理上可以缓解部分担心和痛苦。

(2)也可以选择无痛结肠镜，在全麻状态下进行，无特殊不适。

(3)每个患者的肠道情况不一样，耐受能力也不一样，所以无须太紧张，别的医生做也可顺利完成检查。

7 做胃肠镜检查前出现焦虑、抑郁情绪怎么办？

做胃肠镜检查前出现坐立不安、紧张或闷闷不乐、难过时，请适当调节，以下介绍一些可供参考的调节方法。

(1)疏导不良情绪，多与朋友沟通，不要将不良的情绪压抑在心中。

(2)借助音乐的力量，听轻音乐，或者做一些放松训练，如深呼吸等，让心态趋于平和，有减轻焦虑的作用。

(3)行为训练分散注意力，比如和朋友出去散散步，做一些自己喜欢的事情，帮助缓解焦虑情绪。

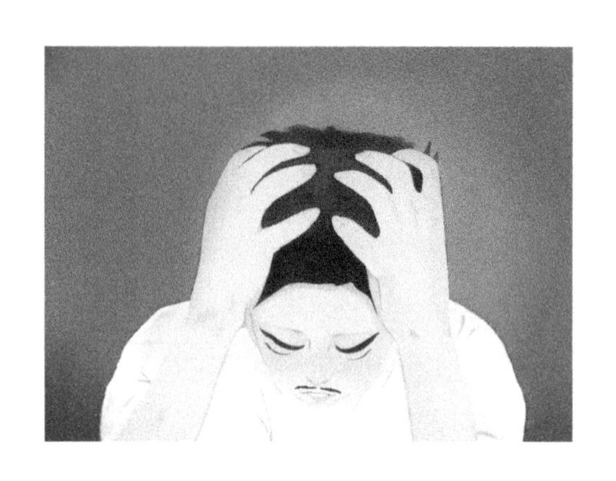

8 听说做无痛胃肠镜也有麻醉意外的风险，我要不要冒险选择无痛胃肠镜呢？

无痛胃肠镜即在检查过程中通过静脉使用一定剂量的镇静剂，使患者身心处于完全放松状态，最大限度地缓解不适感，减轻患者的恐惧感和紧张感，降低机体的应激反应。静脉麻醉对于普通人群来说风险小，但对于患有心脑血管疾病、颅内压升高等病变的患者建议谨慎使用，在选择无痛胃肠镜前，请详细告知医生既往病史，在专业医生的评估下确定是否能做无痛胃肠镜。

9 社会心理因素对消化性溃疡患者有哪些影响?

消化性溃疡是一种常见的心身疾病，多呈慢性反复发作过程。随着医学模式由生物医学模式向生物-心理-社会医学模式转变，社会心理因素对消化性溃疡的影响日益受到重视。

（1）神经内分泌失调：影响下丘脑-垂体-肾上腺轴的功能。当机体处于应激状态时，引起下丘脑功能失调，刺激肾上腺皮质分泌大量糖皮质激素，使胃酸、胃蛋白酶分泌增多，并抑制黏液分泌，造成胃黏膜糜烂与溃疡。

（2）削弱胃黏膜保护功能：在应激状态下胃黏膜屏障功能减弱。黏液层厚度降低，黏液及黏膜中氨基己糖、磷脂、巯基类物质等含量降低，导致对各种离子的选择通透性降低，对腔内有害成分缓冲能力削弱。胃黏膜微循环障碍被认为是应激性溃疡发生的最主要的病理生理过程。改善胃黏膜微循环可预防或减轻应激性溃疡的发生。

（3）胃黏膜损伤因素作用相对增强：“溃疡病性格”患者尤其是 A 型性格患者，常常处于精神高度紧张状态，易致大脑皮层机能减退，皮层下的植物神经中枢紧张性增加，副交感神经张力增高，抑制调节功能紊乱，从而引起胃肠平滑肌和血管痉挛，局部组织缺血，黏膜营养障碍。同时迷走神经过度兴奋，壁细胞分泌多量胃酸，使胃、十二指肠黏膜屏障遭到破坏，导致攻击与防御因子失衡，从而产生溃疡。

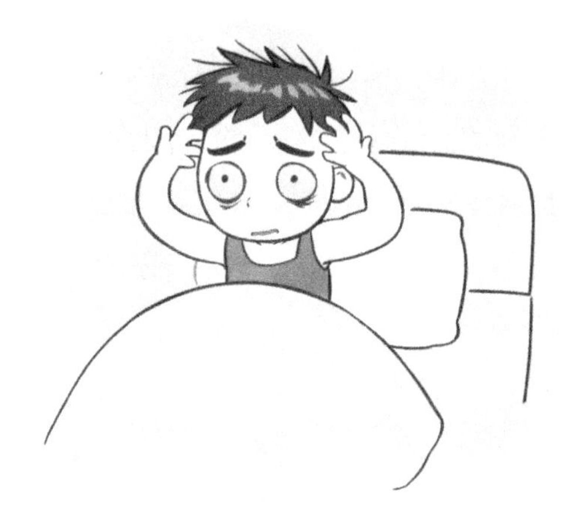

10 消化性溃疡患者如何进行心理调适？

(1)松弛疗法具有良好的抗应激效果。通过长期的反复松弛训练，可以形成条件反射性心身松弛反应。通过呼吸放松、意念放松、身体放松，减少应激状态下生理活动的反应，增强自身康复能力。生物反馈治疗应用于消化性溃疡，可以有意识地自我调控自身的生物活动（如腹痛），从而达到调整机体功能，减少症状发生的目的。放松和生物反馈治疗在消化性溃疡患者腹痛中的应用疗效可靠。

（2）通过专业心理医生进行认知治疗，能有效降低患者因负性生活事件所产生的焦虑、抑郁、愤怒的情绪反应，减轻患者强烈而持久的应激反应，增强患者控制腹痛的信心，进而在药物的共同作用下，提高痊愈率。

11 得了胃食管反流病，吃药好了一段时间，又反复发作，心情郁闷怎么办？

胃食管反流病（GERD）是指胃十二指肠内容物反流入食管引起的消化道症状和食管黏膜组织损伤，伴随着消化道症状如反酸、反食、烧心等，也有部分患者出现食管外症状，如夜间发作性呛咳、夜间睡眠呼吸暂停等症状。GERD 长期反复发作，造成患者沉重的身体、心理负担，包括饮食、睡眠等方面的障碍。研究表明，GERD 患者中焦虑抑郁水平或评分明显高于健康人群。临床诊疗过程中或在使用质子泵抑制剂治疗效果不佳时，应进行焦虑抑郁状态评估，根据评估结果建议心理治疗或使用抗焦虑抑郁药物，以改善 GERD 相关症状，提高患者生活质量。

12 胃病老不好，总担心自己得了“胃癌”，我该怎么办？

胃病反复发作给身心健康造成严重的负面影响：消化不良症状对生活质量有影响；胃黏膜糜烂、黏膜内出血及胆汁反流等导致的临床不适；慢性萎缩性胃炎等胃癌前疾病或肠化生、异型增生等癌前病变发展成胃癌的恐惧；伴有焦虑或抑郁状态及其造成的躯体不适。去一家权威三甲医院做胃镜检查，排除胃癌，半年内不适随诊。反复检查结果都是正常的情况下，请咨询专业的精神心理医生。

13 食管早癌在内镜下切除了，但还是觉得不放心，担心内镜下没切干净怎么办？

食管癌治疗策略的制定，根据肿瘤位置、病变长度、浸润深度、有无转移、患者身体状况、医疗单位的条件进行综合考虑。食管早癌在内镜下切除，有很多情况如：切除长度、淋巴结清扫范围、重建的器官和路径、多学科综合治疗包括辅助治疗、根治性放化疗失败后的挽救性手术等。选择资质好的医院，跟自己的主治医生进行沟通，决定后续的治疗方案，定期复查食管，不适随诊。假如反复检查结果都是正常的情况下，请咨询专业的精神心理医生。

14 我得了贲门失弛缓症，医生说要我放松情绪，为什么说精神压力大会加重病情？

贲门失弛缓症（achalasia，AC）是一种以食管动力障碍为特征的疾病，其主要特征是食管下括约肌松弛障碍，吞咽时食管蠕动停止。5-羟色胺（5-HT）是脑肠神经系统内的重要神经递质，具有调节胃肠道感觉、运动及分泌胃肠肽的作用。精神压力大引起主管情绪活动的大脑区域兴奋性增强，进而抑制中脑的止痛核团，提高脊髓下行躯体和内脏痛的反应强度；同时可引起皮质兴奋性改变，通过迷走神经的中枢核团影响神经系统功能，引起胃肠功能紊乱。精神压力大时全身肌肉紧张，5-羟色胺分泌增多，间接影响食管下括约肌的状态，难以放松。

15 做胃镜查出来胃里面长了个瘤子，医生说目前胃间质瘤太小暂时不要做手术，我担心瘤子会越长越大，甚至会癌变，我要怎么办？

胃间质瘤全称胃肠道间质瘤，于 1983 年被首次提出，是指原发于胃肠道、大网膜或肠系膜梭形细胞或上皮细胞的一类间叶源性肿瘤。一般认为直径<1 cm 的胃间质瘤可予观察，原则上不需要进行手术干预；对于直径≥ 1cm 的胃间质瘤，应考虑局部切除，选择一家权威三甲医院做胃镜检查，定期复查；如果自己过分担心，甚至担心严重影响到了自己的日常生活，可以向医生强烈要求切除，我们国家的指南认为也是可以切除的。

16 自己最近工作压力大，精神紧张，没食欲，是不是得了“厌食症”？

精神压力大，易引起食欲抑制，但不能说就是“厌食症”。神经性厌食症是指个体节食导致体重长期明显低于正常标准所引起的进食障碍，是精神领域疾病，属于“与心理因素相关的生理障碍”，主要特征为非常担心体重增加，对体重和体型格外关注，并通过控制食物摄入的方式减轻体重。神经性厌食症患者常伴有代谢紊乱、内分泌紊乱及营养不良等症状，好发于女性，严重时可导致闭经等并发症，对日常生活和工作均有严重影响。

17 家中有“厌食症”的孩子，父母要如何进行心理调适？

家庭功能良好有助于“厌食症”的孩子更好地康复。家庭因素在进食障碍的发生与发展中所起的作用同基因一样重要，目前认为厌食症患者父母更加倾向于控制，而厌食是孩子反抗父母控制的一种方式。

(1)父母各自承担自己的角色，分工明确、合理。

(2)夫妻之间、亲子之间情感表达适宜。

(3)夫妻之间、亲子之间关心和重视其他成员。

(4)沟通时信息表达清楚、直接。

(5)给孩子成长的空间，切勿将所有事情都包揽在自己身上。

(6)培养孩子的独立性，关于孩子的事情，与孩子共同协商探讨做决定。

18 家里有人感染幽门螺杆菌，我很担心自己也会被传染，请问有办法预防吗？

幽门螺杆菌传染方式为经口-口传播及粪-口传播，所以养成良好的生活习惯是可以预防传染的。

(1)减少聚餐，必须聚餐时请使用公筷；

(2)给小儿喂食物时不要口对口喂；

(3)家庭成员最好使用固定餐具或使用公筷；

(4)做好餐具的消毒工作。

参考文献

[1] 陈瑾. 你对胃镜检查了解多少[N]. 大众健康报, 2020-07-08(025).

[2] 韩泽民, 王宇欣, 中国小肠镜的应用指南[J]. 现代消化及介入诊疗, 2018, 23(05): 672-678.

[3] 姜泊. 染色内镜和放大内镜技术是提高早期大肠癌诊治水平的重要手段[J]. 南方医科大学学报, 2002(5): 385-387.

[4] 朱森林, 陈旻湖, 胡品津. 胶囊内镜检查对小肠疾病的诊断价值[J]. 中华消化内镜杂志, 2003(04): 240-243.

[5] 吴学琴, 袁宝兴, 王小云. 常规和无痛胃肠镜检查安全性分析[J]. 宁夏医科大学学报, 2010, 32(03): 454-456.

[6] 金震东. EUS在消化系疾病诊治中的应用进展. 中国消化内镜, 2008, 2(9-10): 35-40.

[7] 周汀, 刘斌, 李善高. 幽门螺杆菌感染治疗的研究进展[J]. 国际消化病杂志, 2021, 41(02): 96-99.

[8] 邓建敏. C13呼气试验 吹口“仙”气, 为你检测胃肠病[J]. 中医健康养生, 2018, 4(08): 58-59.

[9] 中国早期胃癌筛查流程专家共识意见, 2017.

[10] 熊光苏. 胃肠镜的那些事[N]. 上海中医药报, 2017-07-21(003).

[11] 刘华. 无痛胃镜诊疗术的临床应用效果及安全性[J]. 医疗装备, 2019, 32(02): 114-115.

[12] 周光旭. 无痛胃肠镜镇静和麻醉指南[N]. 大众健康报, 2020-08-19(031).

[13] 鲁春刚, 唐宏伟. 无痛胃肠镜检查的临床应用[J]. 中国社区医师(医学专业), 2012, 14(34): 268-269.

[14] 冯建峰. 无痛胃肠镜联合检查安全性评价[J]. 深圳中西医结合杂, 2019, 29(15): 99-100.

[15] 龙思丹, 孙希珍, 赵栋燕, 等. 肠息肉病因学相关性研究进展[J]. 医学综述, 2020, 26(14): 2728-2732.

[16] 李晓芳, 徐俊荣, 牛健. 不同类型胃息肉临床病理特征及术后复发危险因素分析[J]. 胃肠病学和肝病学杂志, 2016, 25(10): 1156-1160.

[17] 秘建威. 超声内镜在胃间质瘤内镜下治疗中的评估作用[D]. 河北医科大学, 2018.

[18] 陶丽莹, 刘冰熔. 胃肠道间质瘤治疗策略的研究进展[J]. 胃肠病学和肝病学杂志, 2017, 26(02): 214-217.

[19] 吴贺华, 董俊, 张鸣青, 等. ESD治疗消化道早癌及癌前病变的临床疗效及对患者生活质量的影响[J]. 现代消化及介入诊疗, 2019, 24(09): 996-998.

[20] 张丽, 张戈, 舒建英, 等. 内镜黏膜下剥离术在早期食管癌、胃癌及食管、胃癌前病变治疗中的应用[J]. 兵团医学, 2019(01): 47-48.

[21] 凌亭生. 胃早癌切除后应随访终身[J]. 江苏卫生健, 2017(10): 20.

[22] 刘宇虎, 李志坚, 袁燕文, 等. 早期结直肠癌内镜治疗效果、安全性及长期随访[J]. 现代消化及介入诊疗, 2017, 22(02): 186-190

[23] 王玉, 柳明, 王贵玉. 结直肠癌术后良性吻合口狭窄的成因及治疗

进展[J]. 中华结直肠疾病电子杂志, 2020, 9(04): 345-348.
[24] 谢宇欣, 郭键漪, 姚欢, 等. 消化道良性狭窄的内镜下防治进展[J]. 医学综述, 2020, 26(16): 3275-3281+3286.
[25] 周光旭. 无痛胃肠镜镇静和麻醉指南[N]. 大众健康报, 2020-08-19(031).
[26] 李坤. 无痛胃肠镜与常规胃肠镜的临床应用效果及安全性分析[J]. 临床医药文献电子杂志, 2020, 7(26): 34-35.
[27] 薛正青. 内镜下活检钳钳除法治疗胃肠道小息肉 129 例临床分析[J]. 世界最新医学信息文摘, 2019, 19(98): 178+181.
[28] 刘月瑜. 影响结直肠息肉生成和复发的临床因素分析[D]. 福建医科大学, 2019.
[29] 凌俊, 屠双蕾. 探索优化肠道准备方案在结肠镜检查中的清洁度评分、结肠息肉检出率的差异[J]. 中外医疗, 2018, 37(29): 71-72+75.
[30] 邱乡. 高血压病患者行胃镜检查的综合护理体会[J]. 心血管病防治知识(学术版), 2020, 10(08): 50-52.
[31] 耿京淼. 血压护理干预对无痛胃肠镜检查术安全性的影响[J]. 天津护理, 2016, 24(02): 118-119.
[32] 中华医学会消化内镜学分会儿科协作组. 中国儿童胃镜结肠镜检查规范操作专家共识[J]. 中华消化内镜杂志, 2019(01): 6-9.
[33] 徐德祥. 长期服用阿司匹林患者在内镜微创治疗的规范化围手术期管理[J]. 心血管病防治知识(学术版), 2015(22): 131-133.
[34] 郝璐, 胡良皞, 李兆申. 双抗药物对消化道黏膜的损害与内镜诊治[J]. 中国实用内科杂志, 2019, 39(03): 245-248.
[35] 万芳菲, 谢琼. 胃肠道术后患者的饮食护理方法[J]. 现代医学与健康研究电子杂志, 2018, 2(06): 118.
[36] 黎曙练. 胃肠道术后 35 例阶段饮食护理[J]. 齐鲁护理杂志, 2013, 19(06): 91-92.

[37] 潘登，沈薇. 肝硬化食管胃底静脉曲张出血的二级预防研究进展[J]. 现代医药卫生，2020，36(16)：2557-2560.

[38] 徐小元，丁惠国，贾继东，等. 肝硬化门静脉高压食管胃静脉曲张出血防治指南(2015)[J]. 中华胃肠内镜电子杂志，2015，2(04)：1-21.

[39] 杨烁，徐洪雨. 贲门失弛缓症的诊断与治疗的进展及未来前景[J]. 胃肠病学和肝病学杂志，2020，29(04)：462-465.

[40] 解莹. 经口内镜下肌切开术治疗贲门失弛缓症的围手术期护理体会[J]. 中国医药指南，2017，15(08)：271.

[41] 潘骏，李兆申. 消化性溃疡出血内镜下局部用药治疗的进展[J]. 中华消化内镜杂志，2016，33(06)：418-421.

[42] 沈林艳，林鸿，贺学强. 经皮内镜胃空肠造瘘术 Introducer 法的现状与展望[J]. 现代消化及介入诊疗，2011，16(05)：341-342.

[43] 谢薇. 胃溃疡患者与健康体检人群幽门螺杆菌检测结果比较研究[J]. 世界最新医学信息文摘，2019，19(34)：116.

[44] 赵锦绣. 幽门螺杆菌的相关研究进展[J]. 继续医学教育，2020(09)：61-63.

[45] 朱元民，董明志，刘玉兰. 短期用药对幽门螺旋杆菌检测结果的影响[J]. 中国医药导刊，2003，5(2)：94-96.

[46] 张艺，雷丽. 如何提高碳 13 尿素呼气试验检测的准确性[J]. 中国医药指南，2020，18(02)：64-65.

[47] 赵锦绣. 幽门螺杆菌的相关研究进展[J]. 继续医学教育，2020(09)：61-63.

[48] 中国幽门螺杆菌根除与胃癌防控的专家共识意见(2019 年，上海)[J]. 中华健康管理学杂志，2019(04)：285-291.

[49] 刘增福，贺迎春，葛红梅，等. 超声内镜对食管及胃黏膜下病变临床诊断价值分析[J]. 中国医学工程，2019，27(09)：44-47.

[50] 曹静. 超声内镜对溃疡性结肠炎病情判断的价值[J]. 影像研究与

医学应用, 2019, 3(22): 154-155.
[51] 彭樱花, 谢志刚, 陈锐娜, 等. 超声胃镜应用于上消化道黏膜下肿物诊治中的指导意义[J]. 深圳中西医结合杂志, 2019, 29(15): 165-166.
[52] 王华秀, 练晶晶, 陈世耀, 等. 内镜黏膜下剥离术治疗巨大结直肠侧向发育型肿瘤的临床研究[J]. 中国内镜杂志, 2017, 23(07): 80-84.
[53] 韩泽民, 王宇欣. 中国小肠镜临床应用指南[J]. 中华消化内镜杂志, 2018, 35(10): 693-702.
[54] MANES G, PASPATIS G, AABAKKENL, et al. Endoscopic management of common bile duct stones: EuropeanSociety of Gastrointestinal Endoscopy (ESGE) guideline [J]. Endoscopy, 2019, 51(5): 472-491.
[55] 黄斯诚, 黄湘秦, 孙维佳. 胰腺假性囊肿的诊疗进展[J]. 中国普通外科杂志, 2 017, 26(03): 367- 374.
[56] 冉文斌, 单晶, 孙晓滨. 胰腺假性囊肿内引流及超声内镜引导新型蕈型覆膜金属支架治疗进展[J]. 世界华人消化杂志, 2020, 28(05): 189-196.
[57] 严豪杰, 崔乃强, 赵二鹏, 等. 内镜超声引导引流和外科手术治疗胰腺假性囊肿 70 例[J]. 世界华人消化杂志, 2016, 24(10): 1593-1596.
[58] 消化道黏膜病变内镜黏膜下剥离术的专家共识, 2012.
[59] 痔套扎治疗中国专家共识(2015 版)[J]. 中华胃肠外科杂志, 2015, 18(12): 1183-1185.
[60] 吴炯, 王振宜. 内镜相关技术在肛肠外科治疗中的最新应用[J]. 中华结直肠疾病电子杂志, 2017, 6(02): 127-131.
[61] 陈春春, 罗和生, 张维兰, 等. 血清胃蛋白酶在慢性胃部病变中的相关研究[J]. 临床消化病杂志, 2018, 30(06): 400-403.

[62] 李庆新，张振坤，李向莉，等. FICE 内镜、胃蛋白酶原Ⅰ、胃蛋白酶原Ⅱ水平检测对胃癌及萎缩性胃炎的诊断价值[J]. 标记免疫分析与临床，2015，22(08)：765-768.

[63] 黄吉雄. 13C—尿素呼气试验在上消化道疾病检查中的临床价值[J]. 现代医用影像学，2019，28(8)：1909-1911.

[64] 刘志英，王芬. (13)C 呼气实验与胃镜下表现相关性[J]. 中外医学研究，2014，12(11)：65-66.

[65] 王雪，赵心怡，吕晓辉，等. 幽门螺杆菌感染与血液系统疾病的关系[J]. 胃肠病学和肝病学杂志，2018，27(02)：134-137.

[66] 高霞，朱云清. 非甾体类抗炎药与上消化道出血综述[J]. 临床医药文献电子杂志，2017，4(09)：1777-1778.

[67] 王晓楠，张亚峰，许翠萍. 慢性萎缩性胃炎的诊治进展[J]. 中南医学科学杂志，2020，48(03)：323-326.

[68] 吴龙奇，刘娓娓，李建华，等. 可口可乐联合胃镜下碎石治疗植物性胃石症[J]. 中国内镜杂志，2013，19(01)：26-28.

[69] 郭志国，辛毅. 急性胰腺炎发病机制研究新观点[J]. 中国全科医学，2018，21(20)：2400-2403.

[70] 2020 年中国胃食管反流病专家共识[J]. 中华消化杂志，2020，40(10)：649-663.

[71] 中国磁控胶囊胃镜临床应用专家共识，2017.

[72] 中国胶囊内镜临床应用指南[J]. 胃肠病学，2014，19(10)：606-617.

图书在版编目(CIP)数据

消化内镜诊疗健康教育与心理疏导 / 乐梅先，梁飏绵，谭丹主编. —长沙：中南大学出版社，2024.6

ISBN 978-7-5487-5767-2

Ⅰ. ①消… Ⅱ. ①乐… ②梁… ③谭… Ⅲ. ①消化系统疾病—内窥镜检—诊疗②消化系统疾病—病人—心理疏导 Ⅳ. ①R570.4②R395.6

中国国家版本馆 CIP 数据核字(2024)第 068661 号

消化内镜诊疗健康教育与心理疏导

XIAOHUA NEIJING ZHENLIAO JIANKANG JIAOYU YU XINLI SHUDAO

乐梅先　梁飏绵　谭丹　主编

□出 版 人　林绵优
□责任编辑　李　娴
□封面设计　殷　健
□责任印制　唐　曦
□出版发行　中南大学出版社
社址：长沙市麓山南路　邮编：410083
发行科电话：0731-88876770　传真：0731-88710482
□印　　装　广东虎彩云印刷有限公司

□开　　本　880 mm×1230 mm　1/32　□印张 6　□字数 104 千字
□版　　次　2024 年 6 月第 1 版　□印次 2024 年 6 月第 1 次印刷
□书　　号　ISBN 978-7-5487-5767-2
□定　　价　48.00 元